圖解完全消除疲勞法

權威精神科醫生・醫學博士
西多昌規——著
張智淵——譯

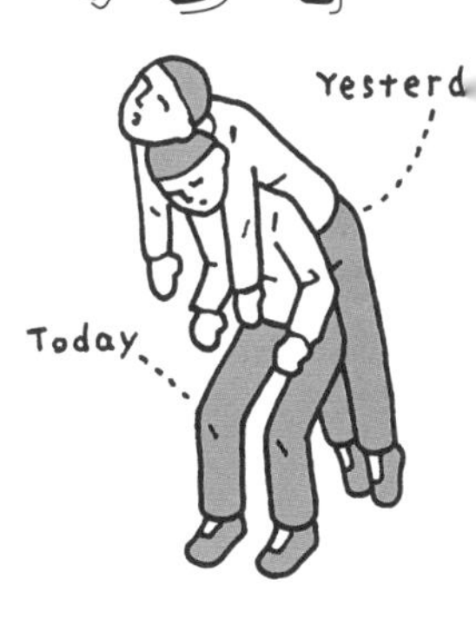

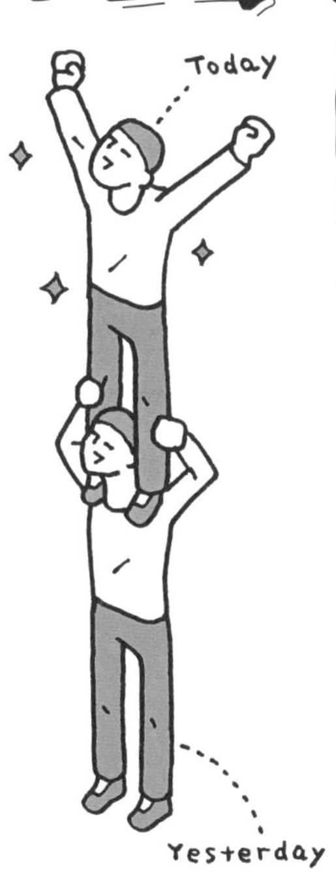

推薦序1

消除不了「昨日疲勞」的你該看的書

收到大田出版這本新書之寫序的邀請時，感到非常榮幸之餘也同時擔心著近日的忙碌是否還讓我有時間好好讀一本書，並整理心得撰寫一篇推薦序。不過在收到文稿後這個擔心即消除了一半，一來是此書用的「圖解」編排方式，讓讀者可以搭配活潑又易懂的插圖來閱讀內文，也使我能夠相對輕鬆地讀完它；再來這本書的章節區分也相當仔細且清楚，用9個習慣、11個方法、9個訣竅及12個祕訣來分類，讓讀者可以恣意地挑選符合自己的主題來看，主題裡都還有明顯的實用小提醒。這樣的閱讀概念也非常合適忙碌生活中感到「昨日疲勞」的現代人，每天抽個空讀上兩、三篇，也是一種無負擔的閱讀方式。

此書名雖然看似在談論「疲勞」一詞，但整本書其實圍繞著「心靈」（Mind）及「身體」（Body），讓讀者知道要徹底消除疲勞，就一定不得不同時關注及面對我們的心靈及身體。而這樣「身心連動」的觀念上也和我在臨床心理師的工作相當契合，我也常在心理治療裡和個案如此強調：

想解決身體出現的問題，如失眠、頭痛等，不得不面對心頭上的困擾和壓力；

要處理情緒上面的困境，如焦慮、憂鬱等，也不得不聽聽身體的聲音及反應。

書中除了心靈及身體的探討之外，身為在睡眠中心工作臨床心理師的我，很喜歡此書把睡眠放在很重要的角色，書中更不時地把「睡眠」（Sleep）、「壓力」（Stress）與「疲勞」（Fatigue）串連起來。不管從研究或是臨床經驗來看，的確上述三者是一種循環（如下圖）。

這個循環圖有一個特色，你可以從任何一個區塊當起點都行，順時鐘抑或逆時鐘繞也都說得

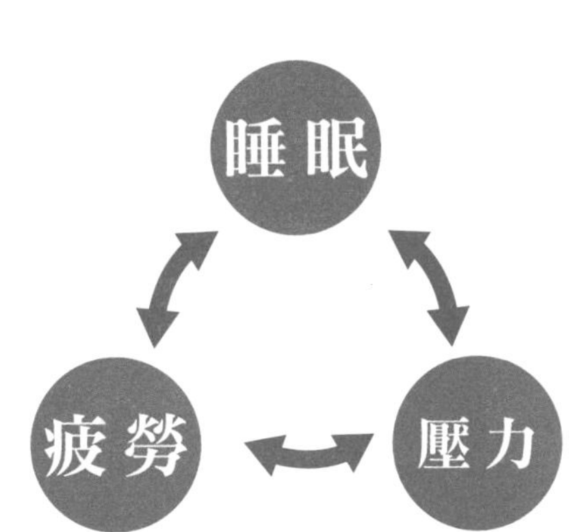

通，像是：睡眠不好↓導致疲勞↓而疲勞的狀態也降低了抗壓性；也可以是生活壓力↓形成了失眠↓也使得身心疲勞，甚至這樣的循環會是惡性循環，一旦沒有正確的解決之道時，就會一直出現更多的問題。

這樣日復一復的惡性循環狀態也是門診病人很常見的身心模式，當然也很容易出現在你我的生活周遭。不過，也和大家說一件值得高興及慶幸的事，這樣的循環也代表著如果你可以從中間的任何一個區塊（不論是睡眠、壓力或是疲勞），面對它以及努力改善它，你也就可以找到一把鑰匙，開啟一個良好的循環，像是：解決了睡眠問題↓白天開始感覺到不再疲勞↓抗壓性增加了。或也可能是透過這本書，消除了你的「昨日疲勞」↓睡眠品質找回來↓神清氣爽，也可以輕鬆挑戰生活壓力。

而且不僅僅是疲勞，在增進睡眠品質，以及壓力因應上，這本書都提供了很多的方法與訣竅，不妨找到合適你的習慣和祕訣，讓你可以打破惡性循環，開始啟動新的美好循環吧！

祝各位美夢成真

吳家碩　桃園長庚睡眠中心臨床心理師

推薦序2

消除疲勞，請你跟我這樣做

「奇怪，怎麼別人都沒事，我卻老是感冒不會好，看醫生、吃藥都無效，煩都煩死了！」、「最近整個人渾身不對勁，感覺很累，完全沒有精神工作，腰痠背痛是家常便飯，請假回家睡了一整天還是很疲倦，我會不會是肝不好，人生變黑白了？」或許你周遭的朋友、同事，包括你自己，曾有上述類似的問題，小心，你可能已經「積勞成疾」了，這種「累」不是多睡一會兒或休息幾天就可以解決的，「慢性疲勞症候群」正一步一步侵蝕你的健康。

台灣人工時長、壓力大，又常常家庭、事業兩頭燒，身體負荷不了又無處可發洩，身體的疲勞早已轉成精神的疲勞，誠如一句大家耳熟能詳的廣告台詞「你累了嗎？」正是現代人辛苦生活的最佳寫照。那麼，該如何擺脫此種困境呢？不妨試試本書作者所提供的方法，他以精神科醫師的角度，剖析造成「身心俱疲」的種種原因，並以專業的判斷與過去豐富的診療經驗，逐步引導有這類煩惱的民眾走回健康正道，例如：重視睡眠的品質而不是單單只是時間的長短、一定要吃早餐、巧妙「關閉」負面思考、多喝水且要喝得對等等，許多想法與我平日所推廣的健康養生觀念不謀而合。記住，一個小小的改變即能有重大的助益。

很多人好奇我在忙碌的工作中，仍然神采奕奕的理由為何？其實我也有小撇步，有空曬曬太陽、多走路、飲食清淡少油膩、不菸不酒、笑口常開、自得其樂、作息規律……這些都只是再平常不過的生活小習慣，但是藉由這些小習慣的建立卻能讓自己一直保持極佳狀態；想要將「倦怠」、「好累」這些「負面詞」消除，就請多多參考本書和前述我的小叮嚀，一加一的效果絕對是大於二的。

陽明大學醫學院藥理教授

台北市議員　潘懷宗博士

序言

如今是一個疲勞的人眾多的時代。

而且現代的疲勞不只是單純的身體疲勞，精神的疲勞占了大多數。

因此，即使假日在家裡鬼混一整天，還是消除不了疲勞，覺得一點也沒有休息到。

若是情況更糟，就會對休息感到罪惡、連原本應該能夠好好休息的假日也滿腦子都在擔心工作和必須解決的問題、一想到明天起又要工作就感到憂鬱、越想「必須好好休息」，反而越累……

那麼到頭來，我們感到的疲勞是否無法消除呢？

沒有那回事。

有訣竅使你變得比現在更巧妙地休息，調整身心。

在這種人人疲累不堪的潮流中，許多累積身心疲勞的人購買本書，使得它得以再版。之前唯一令人遺憾的是，因為版面的關係，無法大篇幅地介紹用來重設身心疲勞的具體活動。

因此，趁著這次改版，得以因應讀者要求，出版了改變形式的「圖解」版；下了一番工夫，使用插圖和圖表等，更淺顯易懂且身體力行地說明用來「巧妙休息，消除疲勞」的啟發，讓讀者能夠隨意地從任何一頁看起，學習一看就懂的消除疲勞方法和思考方式的小訣竅。

此外，並針對最新的醫學資料和研究成果，盡可能地附註。

請從令你感興趣的那一頁看起，養成「控制自己症狀的疲勞，打起精神的新習慣」。

若本書有助於各位將每一天變得更加美好，將使我感到無上的幸福。

自治醫科大學精神醫學課講師
西多昌規

推薦序1　消除不了「昨日疲勞」的你該看的書　3
推薦序2　消除疲勞，請你跟我這樣做　6
序言　8

第1章 改變睡眠，消除疲勞的9個習慣

習慣1　自覺到「疲勞等級」　16
習慣2　瞭解疲勞、睡眠和肥胖之間的關係　18
習慣3　提高睡眠品質，「熟睡」　20
習慣4　沐浴在晨光下，在床上稍做運動，享用早餐，神清氣爽地醒來　24
習慣5　控制光線，使「睡眠荷爾蒙」活化　28
習慣6　充分走路，睡好覺　30
習慣7　失眠時，在客廳喝熱飲　32
習慣8　透過放鬆呼吸法熟睡　34
習慣9　泡熱水澡放鬆，暖和身心　38
徹底消除疲勞專欄1　睡眠的荷爾蒙「褪黑激素」是健康和年輕的好朋友　40

第2章 解決內心能量不足的11個方法

習慣10 替思考的事排優先順序，解決內心的「記憶體不足」 42
習慣11 吹捧大腦，按下幹勁的開關 46
習慣12 發牢騷、深呼吸、活動身體──透過生活習慣，緩和煩悶 48
習慣13 決定「火大」時，給自己的暗號，讓自己冷靜下來 50
習慣14 假如對「完美主義」感到疲累，就「括號起來，存而不論」 54
習慣15 如果焦躁，就要慢慢地、靜靜地、確實地行動 56
習慣16 在緊張的場合中，要透過自我暗示，讓精神放鬆 58
習慣17 控制生理時鐘，克服憂鬱的早晨 62
習慣18 以笑和淚重設情緒 64
習慣19 稍微偏移觀點，「修改」煩惱 68
習慣20 替內心增添能量，拾回自信 72
徹底消除疲勞專欄2 增加控制褪黑激素分泌的神經傳導物質「血清素」 74

第3章

打造自己舒適步調的9個訣竅

習慣21 一天關閉身體的開關15分鐘 76

習慣22 「午睡15分鐘」，消除昨天的疲勞 78

習慣23 將「回想起來愉悅的假日」，作為開始工作時的原動力 80

習慣24 巧妙地以放鬆刺激大腦的「報酬系統」 84

習慣25 「關閉」負面思考 88

習慣26 放鬆身體，使心情更加輕鬆 90

習慣27 偶爾說「NO」，保有自己的步調和節奏 92

習慣28 注意打扮，打起精神 96

習慣29 為了避免累積疲勞，要以日、週、月、年為單位，打造節奏 98

徹底消除疲勞專欄3 交感神經和副交感神經就像是油門和煞車 102

第4章
重設身心不適的12個祕訣

習慣30 不要小看倦怠、沒有食慾、睡不著 104
習慣31 若是焦躁、缺乏專注力，就要懷疑是「精神的疲勞」 106
習慣32 如果變得無法享受「喜愛的事」，就要調整生活步調 108
習慣33 不要輕忽肩膀痠痛、腰痛 110
習慣34 別小看「常有的頭痛」 112
習慣35 如果視野模糊，就要看遠方的景色 114
習慣36 巧妙地補充水分，消除疲勞 116
習慣37 要吃豬肉、豆類、牡蠣、薑……等消除疲勞的食材，且吃八分飽 118
習慣38 透過腸胃的狀況，察覺精神的狀況 122
習慣39 使用鰹魚片，控制食慾 124
習慣40 以有益大腦的食物，替精神升級 126
習慣41 不要依賴保健食品，記得飲食均衡 130
後記 132

第1章

改變睡眠，消除疲勞的 9個習慣

習慣 1

自覺到「疲勞等級」

千萬別說「還能工作，所以不要緊」

或許有許多人覺得：

「最近身體懶洋洋的。」

「疲勞消除不了，週末幾乎都在睡覺。」

適度的疲勞代表充分活動了身體，也有助於睡眠。**問題在於疲勞的等級**。如果睡一覺就會消除疲勞，或者週末睡晚一點就能恢復精神，那倒是不用擔心。

不過，不管怎麼睡還是很累，越來越常覺得「凡事提不起勁」的話，就有可能累積了疲勞。**萬一忘了重要的預定行程、專注力下降，就要注意了**。

不可以輕率地認為「還能工作，所以沒問題」。**疲勞感是憂鬱症的重要警訊之一**。

假日會知道「疲勞」等級

最簡單的疲勞量表是假日的活動程度。

假日比平常多睡2小時以上的人，可能平常的睡眠不足。此外，明明天氣晴朗，卻窩在家裡一整天，這種假日模式的背後，說不定也隱藏著疲勞。

平日的疲勞要盡量在當天消除。本書中會陸續介紹用來達成這個目標的行動。

縱然不能完全消除疲勞，光是改變飲食、睡眠、每天的小習慣和行為模式，就能減少疲勞。

自覺到疲勞累積的檢查表

- [ ] 前所未有的疲勞感持續、動不動就感到疲勞。
- [ ] 即使自認為好好休養了，還是遲遲沒有恢復精神。
- [ ] 總覺得日常表現因為疲勞的緣故，打了對折。
- [ ] 容易感冒、一旦感冒就很難好。
- [ ] 看了醫生也檢查不出原因的頭痛、腰痛、肌肉痛持續。
- [ ] 沒有食慾、不覺得食物美味。
- [ ] 失眠。

Doctor's Advice

假如勾選3個以上，
就有可能「積勞成疾」。
請問自己的身體「還好嗎」？
想像身體會如何回答。

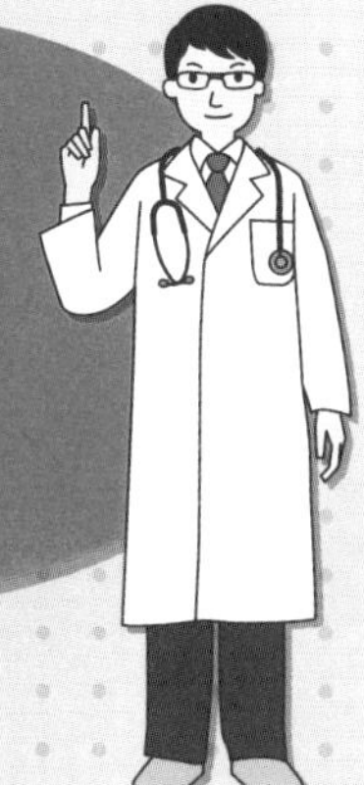

習慣 2

瞭解疲勞、睡眠和肥胖之間的關係

你是否會透過吃吃喝喝，排解壓力？

聽到「疲勞會造成肥胖」，你作何感想？

若是使用體力的職業，即使疲勞，大多也會瘦，**問題在於人際關係和白領工作等「不使用體力」的事所造成的疲勞**。人一旦累積壓力，就容易依賴什麼。而甜點、零食、酒等嗜好品，都是高卡路里且容易導致肥胖的食物。

當然，運動不足也是肥胖的原因之一。運動具有抗憂鬱效果、消除壓力、提升動力等作用，所以若不運動，也會產生「因為壓力而越來越常吃點心」這種惡性循環。

若是睡眠不足，促進食慾荷爾蒙就會增加！

現代能夠24小時買到速食、零食、甜點、酒，是「最適合增胖」的社會。此外，若是習慣了這種方便性，因為一點小事而感到煩躁，想要消除它時，就會忍不住把這些垃圾食物吃下肚。

日夜顛倒的生活、睡前喝酒、運動不足，導致淺而短的睡眠、「邊打電腦，邊吃東西」，都**會造成肥胖。而且睡眠不足會使增進食慾的荷爾蒙——飢餓素（Ghrelin）的分泌量增加**。

最近略胖的你，是否累積了精神的疲勞呢？

不要以嗜好品排解壓力，而是確保睡眠時間和運動時間，並且擁有放鬆時間，消除精神的疲勞，**會讓躁動的內心獲得休息與療癒**。

能夠告別「肥胖」的生活習慣！

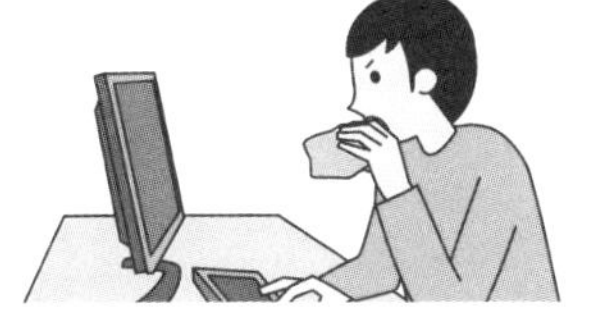

□ 不要一邊吃東西，一邊打電腦、上網。

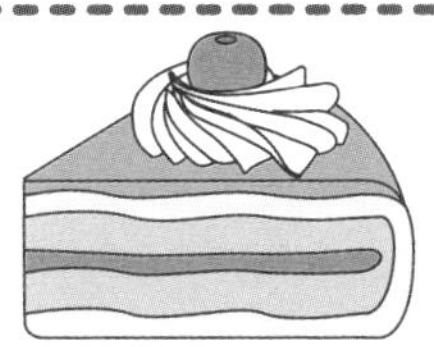

□ 點心1天1次，而且要在睡前3小時吃。

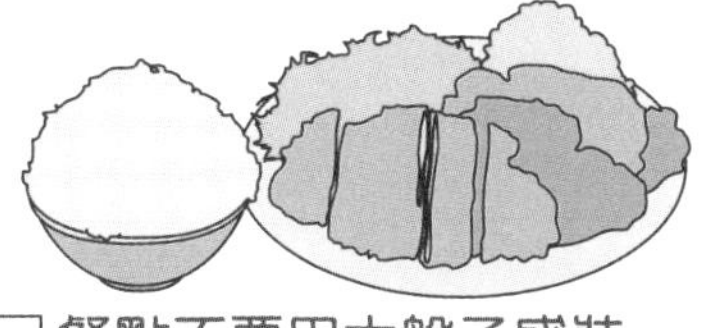

□ 餐點不要用大盤子盛裝，而是個別盛裝，細嚼慢嚥。

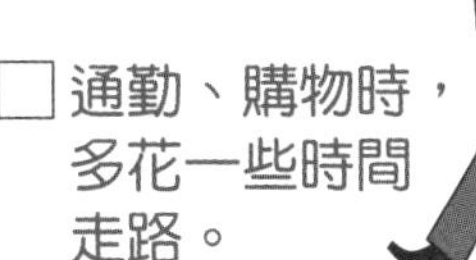

□ 通勤、購物時，多花一些時間走路。

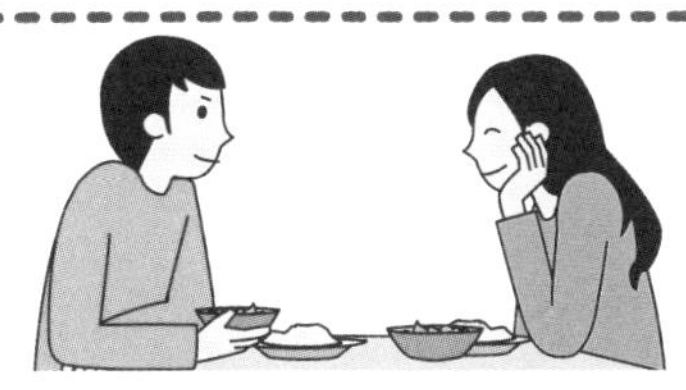

□ 一面和人愉快地對話，一面慢慢地享用晚餐。

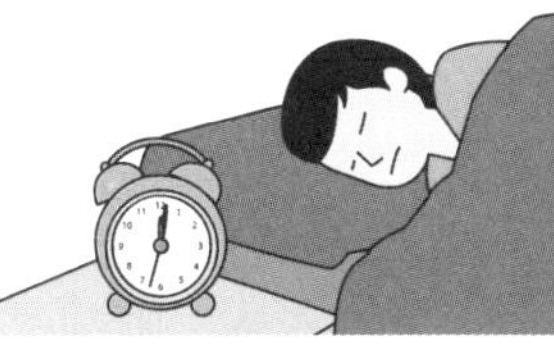

□ 最晚凌晨12點～1點前要上床睡覺。

Doctor's Advice

為了避免情緒煩躁地擔心睡眠不足，要養成充分活動，早睡早起的習慣！

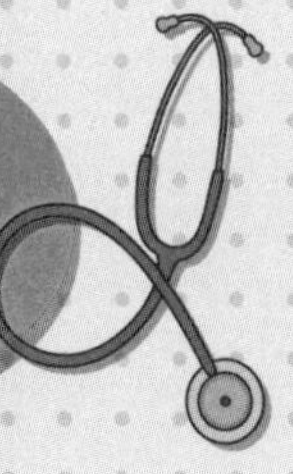

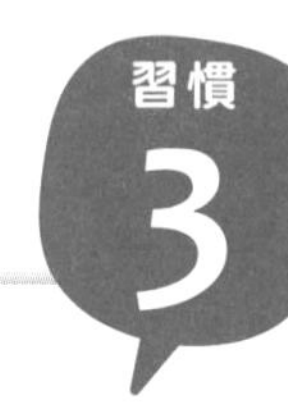

提高睡眠品質，「熟睡」

提高體溫，一覺好眠

「良好睡眠」對於讓身體不累積疲勞地恢復活力，非常重要。

「難以撥出充分的睡眠時間」，是現代人共通的煩惱，既然如此，往往就會希望在短時間內熟睡，提升睡眠品質。在此，介紹能夠在日常生活中下一番工夫，獲得一覺好眠的「熟睡法」。

人的體溫從傍晚到半夜開始下降。而體溫一下降，人就會開始想睡。

研究發現，**要舒適地入睡，最好稍微提高體溫**。若是暫時提高體溫，大腦就會發出「降低體溫」這種指令，而在這個過程中，能夠順利地入睡。

如何調整體溫，獲得「良好睡眠」？

提高體溫的最簡單方法，就是泡澡。

眾所周知，**38～40度左右的熱水最適合用來提高睡前的體溫**。

半身浴或泡腳也有效果。若是加入薰衣草等具有放鬆效果的泡澡粉，效果更加分。也有研究指出，提高體溫之後，快速動眼（Rapid Eye Movement，REM）睡眠這種深度睡眠的期間會變長。

防礙順利入睡的手腳冰冷，也是希望解決的症狀。末梢血液循環不良的人，要活用保暖襪套、襪子、手套、熱水袋等，暖和手腳之後，再上床睡覺。擔心半夜會熱的人，建議以披肩等鬆鬆地纏住手腳，以便在睡覺過程中，讓它可以會自然地脫落。

你的日常習慣OK嗎？

妨礙良好睡眠的壞習慣

NG習慣 1

不泡澡，大多以淋浴解決。

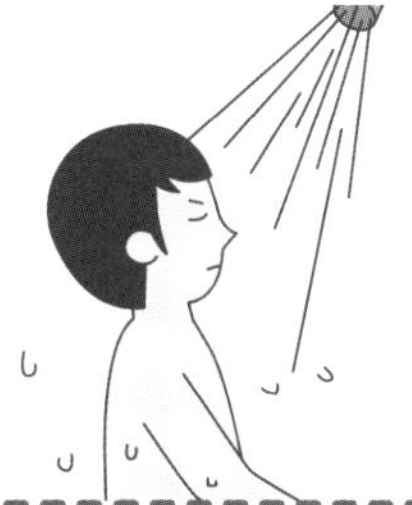

NG習慣 2

手腳冰冷也不管它，冬天也只穿一件睡衣就上床睡覺。

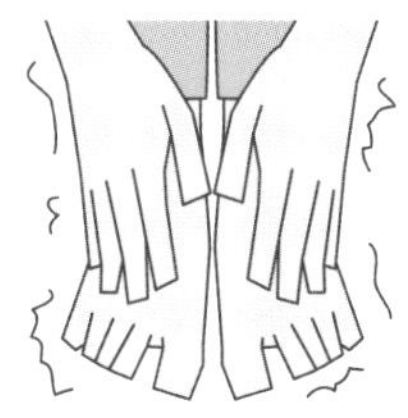

NG習慣 3

就寢之前還在飲食。睡前一定要喝酒。

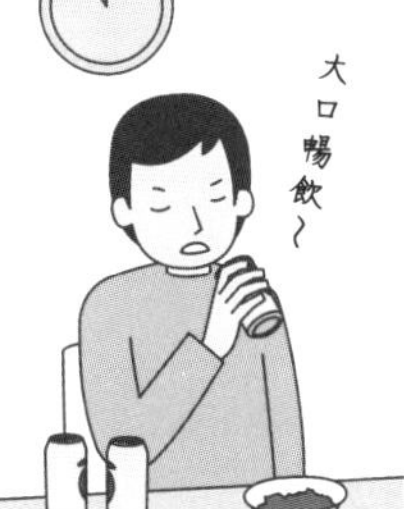

NG習慣 4

受到電視和雜誌上銷售的寢具吸引。
以價格挑選寢具。

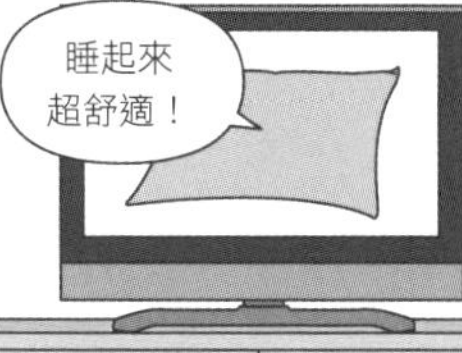

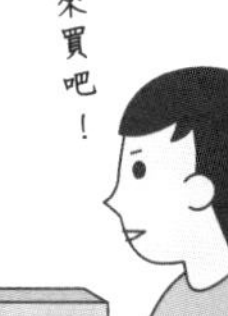

NG習慣 5

閒閒沒事的假日在家鬼混，看電視或打電動。

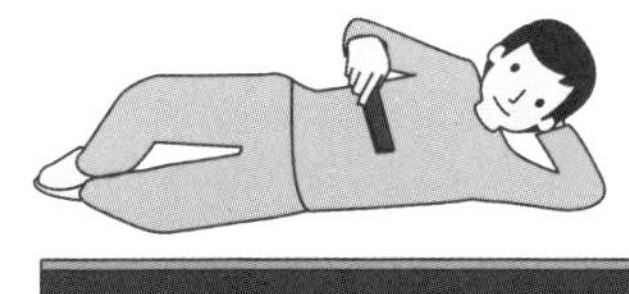

NG習慣 6

如果無法馬上入睡，就會擔心明天的事，越來越清醒。

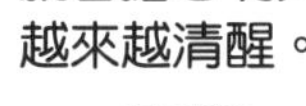

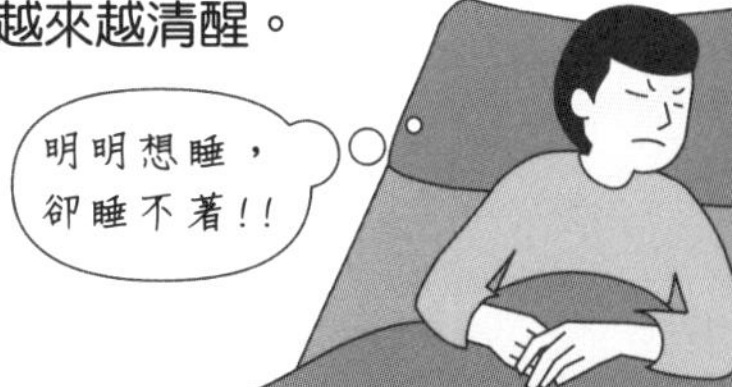

就寢之前不可飲食

就寢之前飲食，會給予想休息的大腦和身體新的工作，採取活動模式。

睡前喝酒，酒精不但會增加睡眠不穩定的期間，而且利尿作用所產生的尿意，會使睡眠變淺。此外，打鼾也會變得嚴重。因為酒精會使舌頭根部放鬆，縮窄喉嚨的空氣通道。

記得要在就寢3小時前飲食完畢。尤其要避免睡前喝酒，若要喝酒，建議搭配美食。

白天要在陽光下活動

為了獲得良好睡眠，寢具也很重要。儘管如此，硬度和重量等依材料而有所不同，而且躺下來時的體壓分布，也會因人而異。對某人而言，適合身體的寢具，也經常不適合另一個人。

不要百分之百地聽信人言，或者輕率地認為「因為價格高昂，所以品質應該很好」，要實際到賣場親身測試躺起來的感覺，尋找適合自己身體的寢具。

仰躺、側躺、俯臥……躺時的姿勢各有優、缺點。不過，人在睡覺過程中會翻身，放鬆身體，所以也不必太過拘泥於姿勢。

睡覺是在晚上，但是**白天的行動會大幅影響睡眠**。

完成該做的事，切身感覺到度過充實的一天、白天在陽光下行動、調整生活步調很重要。

不過，太過在意「睡眠」，反而會造成壓力，產生反效果。隨興一點，往往反而能夠獲得良好睡眠。

糾正壞習慣一點也不難！

用來獲得良好睡眠的好習慣

OK習慣 1 以 38～40 度的熱水泡半身浴、泡腳，就寢前稍微提高體溫。

OK習慣 2 使用手套、襪子、熱水袋等，預防手腳冰冷。

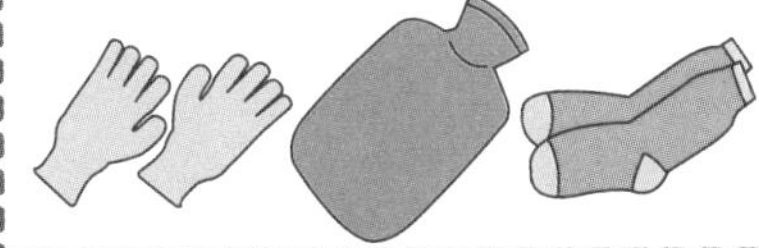

OK習慣 3 餐點和酒要在就寢 3 小時前飲食完畢。

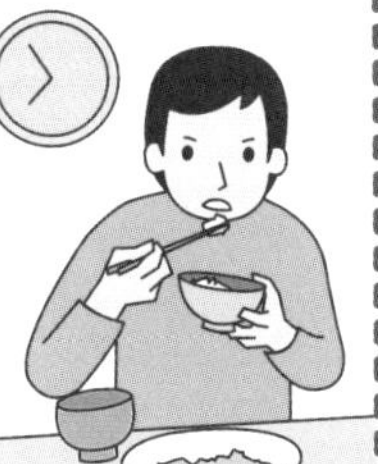

OK習慣 4 不要受到價格和廣告所惑，使用真正適合自己身體的寢具。

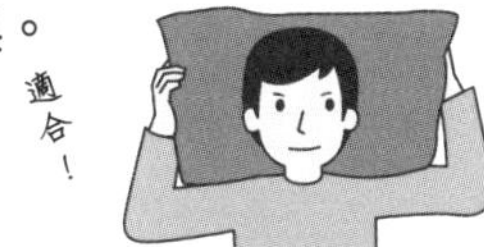

OK習慣 5 試著重新檢視一整天的生活模式。

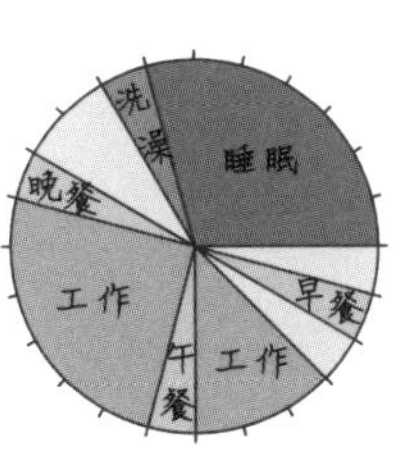

OK習慣 6 不要過度思考睡眠的事。

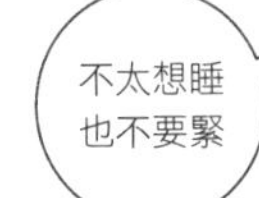

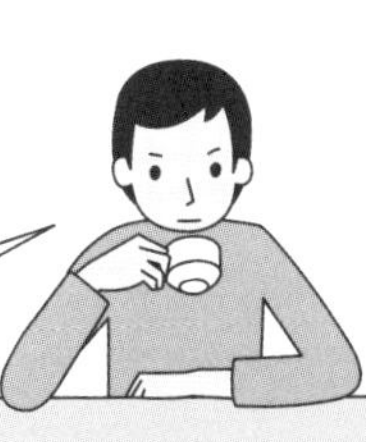

Doctor's Advice

一絲不苟地以完美為目標，在工作上是優點，但是對於睡眠會產生負面效果。要一面在自己心中打造「放鬆的情緒」，一面重新檢視妨礙良好睡眠的習慣。

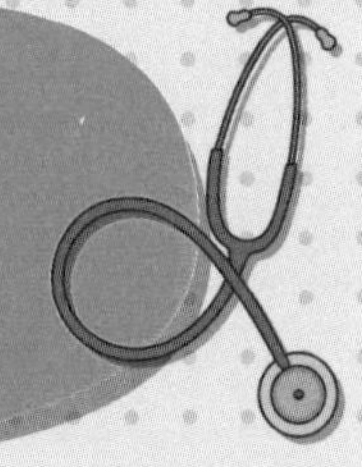

沐浴在晨光下，在床上稍做運動，享用早餐，神清氣爽地醒來

以晨光重設生理時鐘

在此，介紹幾個用來早上神清氣爽醒來的訣竅。

首先，陽光很重要。**人以晨光重設生理時鐘，才會真正「醒來」**。就寢時稍微拉開窗簾，早上就能沐浴在晨光下，具有鬧鐘效果。晨光會使抑制焦慮和憂鬱的血清素（Serotonin）的作用活躍，也會促進引發睡意的荷爾蒙——褪黑激素（Melatonin；參閱28頁）分泌，所以會使得夜間熟睡。

提高體溫，刺激交感神經

體溫上升，身體也會清醒。醒來之後，要在床上活動手腳、握拳、開掌、稍微抬起腰部。若**是運動，對人而言發揮像是油門作用的交感神經就會暫時活化**。以稍熱的熱水淋浴或冷水洗臉也有效果。好好吃早餐也很重要。

此外，晚上使用電腦不太好，在早上使用則有正面效果。因為**明亮的液晶螢幕具有使人清醒的效果**，所以建議一大早查看E-mail。智慧型手機的睡眠管理App也值得使用，光是放在枕邊，App就會辨識睡眠階段，在淺眠時響起，如此一來，就能神清氣爽地醒來。此外，記錄每天就寢、起床時間，有助於掌握自己的生活習慣和睡眠習慣等。

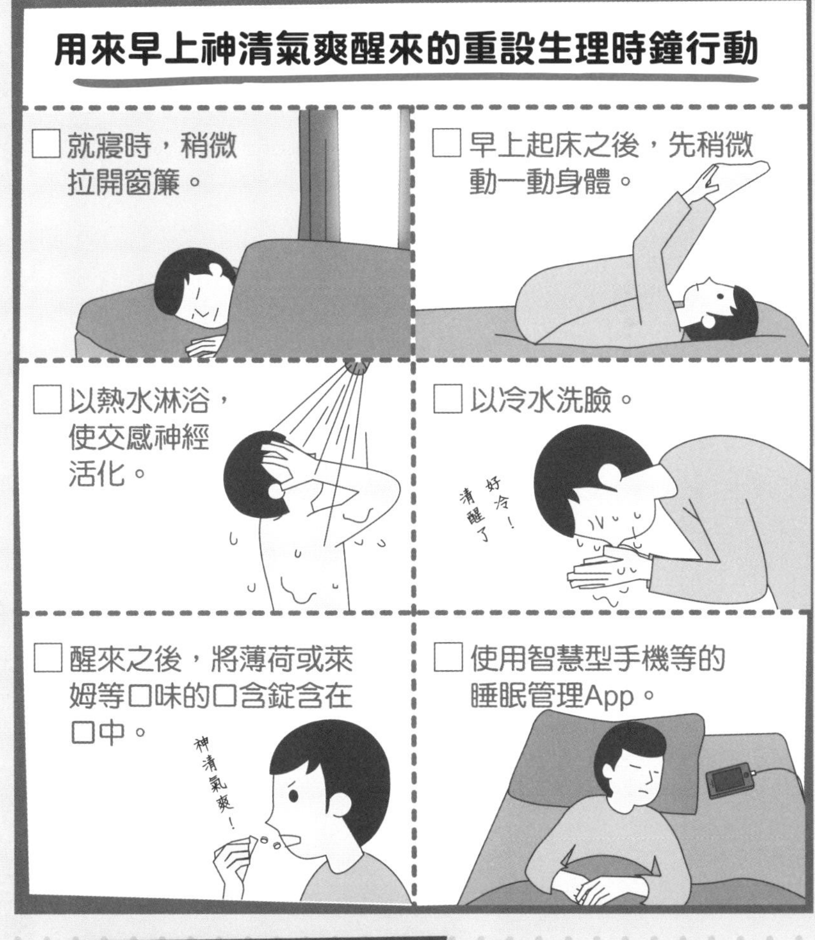

Doctor's Advice

「曬太陽」、「稍微動一動身體」、「好好吃早餐」。這3個習慣是維持身心健康的精髓。

記錄自己的睡眠狀態！

/	/	/	/	/	/	/	/	/	/

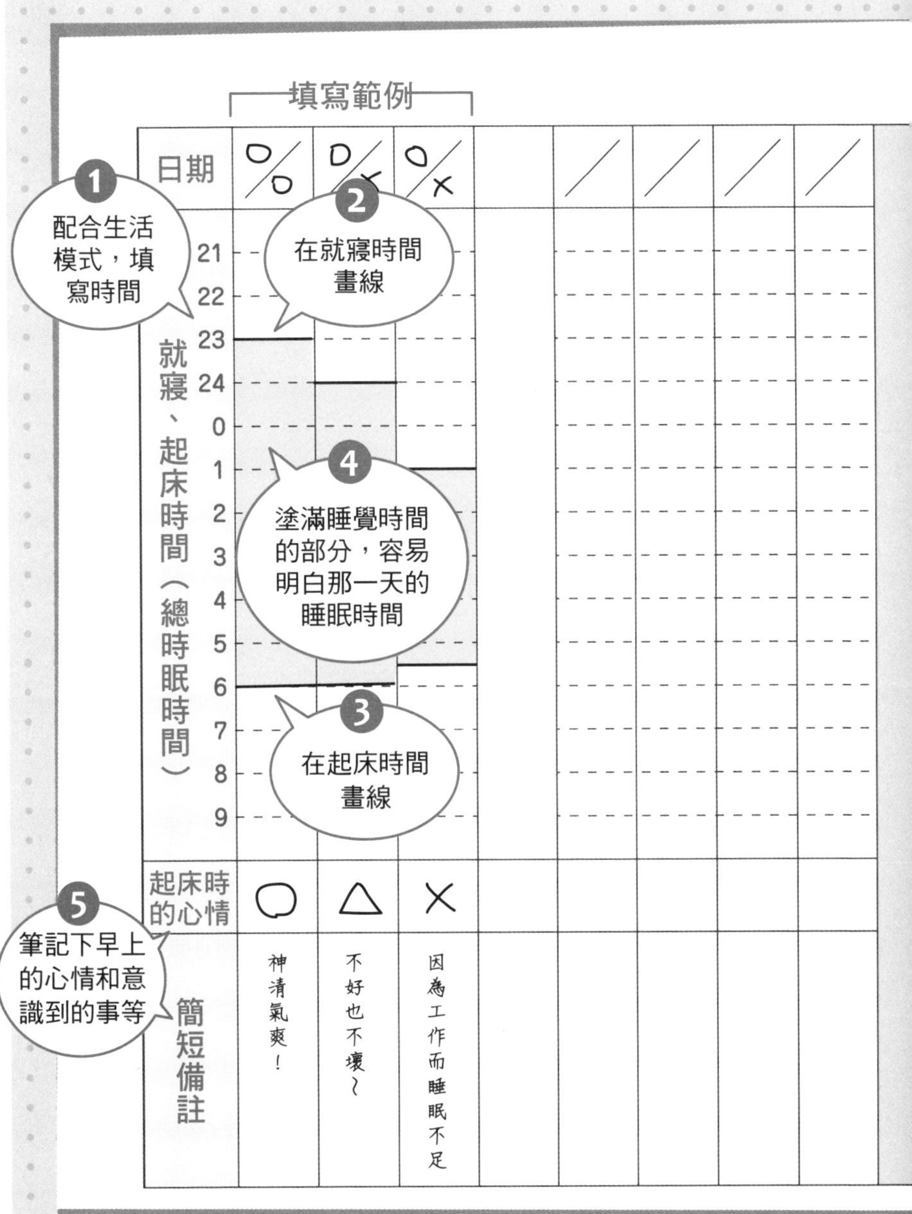
填寫範例
日期
0/0
0/×
0/×
配合生活模式，填寫時間
在就寢時間畫線
就寢、起床時間（總時眠時間）
21
22
23
24
0
1
2
3
4
5
6
7
8
9
塗滿睡覺時間的部分，容易明白那一天的睡眠時間
在起床時間畫線
起床時的心情
○
△
×
筆記下早上的心情和意識到的事等
簡短備註
神清氣爽！
不好也不壞～
因為工作而睡眠不足

習慣 5

控制光線，使「睡眠荷爾蒙」活化

要調整褪黑激素分泌和睡眠／清醒步調，**需要2500米燭光（lux）以上的強光**。據說一般家庭的窗邊亮度是2500～5000米燭光，所以建議養成早上在窗邊看報等習慣。

早上最好趁通勤或出門購物時，曬2小時左右的陽光。冬天日照時間不足，會降低人的能量，所以住在面北或西北的房屋的人，請試著下一番工夫，**在室內照到光線，像是白天盡量待在窗邊、開燈吃早餐等**。

光線效果會依照的時間而有所不同

早上沐浴在陽光下，能夠同時獲得安眠藥和抗憂鬱劑的效果。

上午的光線會促使人稱「睡眠荷爾蒙」的褪黑激素分泌。褪黑激素的分泌量會從傍晚開始上升，在半夜達到頂點，隨著早晨接近而逐漸減少。沐浴在晨光下，12小時後會分泌褪黑激素，所以**晨光不僅具有使人清醒的效果，也具有改善睡眠的效果**。

不過，晚上的光線會抑制褪黑激素分泌，若是就寢前一直開著大燈做事，或者盯著電腦的明亮螢幕，就會難以入睡，睡眠也會變淺。從就寢前3小時調暗房間的燈光，睡眠品質就會變好。

打造睡眠和清醒的步調

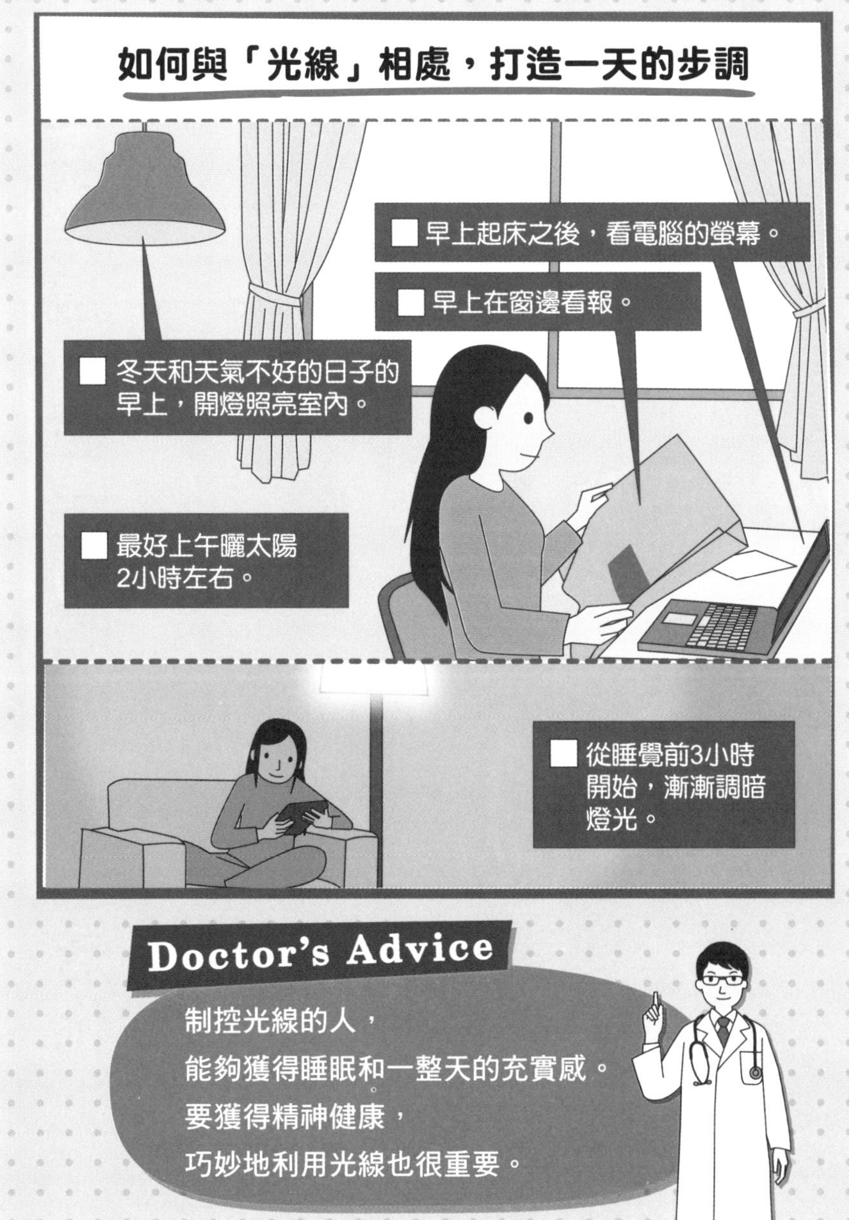
如何與「光線」相處，打造一天的步調
早上起床之後，看電腦的螢幕。
早上在窗邊看報。
冬天和天氣不好的日子的早上，開燈照亮室內。
最好上午曬太陽2小時左右。
從睡覺前3小時開始，漸漸調暗燈光。
Doctor's Advice
制控光線的人，
能夠獲得睡眠和一整天的充實感。
要獲得精神健康，
巧妙地利用光線也很重要。

習慣 6

充分走路，睡好覺

運動是良好睡眠的特效藥

適度的身體疲勞會帶來晚上的好眠、品質好的睡眠，也會對身體和大腦造成正面的影響。相對地，**睡眠不足和品質差的睡眠，會減少瘦身的瘦體素（Leptin）這種物質，降低胰島素（Insulin）的作用**，所以容易造成肥胖和糖尿病。為了獲得品質好的睡眠，養成運動習慣很重要。

適度的運動會加強血清素（**Serotonin**）和多巴胺（**Dopamine**）等腦內神經傳導物質的作用，**緩和焦慮、抑制憂鬱，提高幹勁**。此外，還會活化前額葉，所以會提升專注力。

1天快走15分鐘，讓自己「稍微流汗」

適當的運動因人而異，但一般而言，快走和慢跑等有氧運動有益於活化大腦功能和維持身心健康。

維持腹肌和背筋等軀幹肌力的「阻力運動」也受到重視，但就寢前進行，反而經常因為肌肉痛而妨礙睡眠，所以要注意。

最好配合生活型態，譬如通勤、上學或出門購物時，納入**1天至少15分鐘稍微心跳加速、會冒汗的快走**。如果可以的話，1天進行3～5次，更有效果。下一點工夫就能確保走路的時間，像是回家時，提前一站下車、減少搭車移動等。

用來獲得熟睡的運動

- □ 1天進行3～5次，1次15分鐘會稍微冒汗的快走。
- □ 回家稍微繞遠路。
- □ 開車上班的人，把車停在遠一點的停車場。

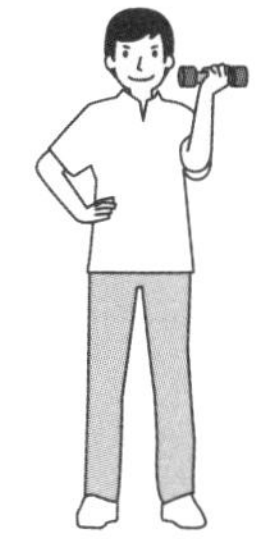

- □ 也納入伸展運動、槓鈴臥推等輕度的肌肉訓練。

- □ 午休時，享受自己喜愛的運動。
- □ 去遠一點的地方吃午餐。

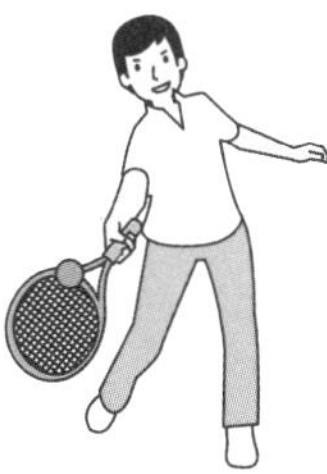

※但就寢前，不要進行可能引發肌肉痛的劇烈運動。

Doctor's Advice

平常日利用通勤、午休、購物等零碎時間，
「稍微運動一下」，
假日則運動或慢跑，稍微努力一下，
打造活動身體的時間。

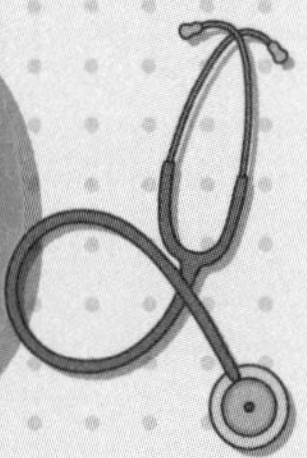

習慣7 失眠時，在客廳喝熱飲

失眠的日本人

無法入睡的夜晚很痛苦。

全美睡眠財團針對居住在包含日本在內的6個國家的人，進行了睡眠相關的調查。於2013年公布的結果指出，日本人的平常日晚上的平均睡眠時間最短，為6小時22分鐘。其他調查也指出，日本人是全世界「睡最少」、「最難入睡」的人。也有報告指出，5人中就有1人有睡眠的困擾。

難以入睡的「入睡障礙」的正確定義是，比平常多花2小時以上，就實際感受而言，光是30分鐘無法入睡，就相當痛苦。

怎麼也睡不著時的因應之道

假如躺在床上1小時以上也無法入睡，先

半夜怎麼也睡不著時的因應之道

- □ 先離開床鋪，移動到客廳。
- □ 泡熱香草茶，讓心情平靜下來。
- □ 忍耐別上網。
- □ 如果接近黎明，即使睡不著也要靜靜地躺著。
- □ 心想「就算有點睡眠不足也不要緊」。

離開床鋪，到客廳待一會兒，比較具有放鬆效果。因為如果繼續待在床上，擔心睡不著的情緒就會增強。不過，不可以打開房間的大燈、開始上網，或者喝酒或含咖啡因的飲料。**如果要喝東西，建議喝麥茶或熱香草茶等**。

接近黎明的情況下，不要勉強自己試圖入睡，**光是躺在床上閉目養神，就具有休息的效果**。要樂天地想「一晚睡眠不足也不要緊」。

人一旦被逼急了，和專注相關的去甲腎上腺素（Noradrenaline）這種物質就會變得活躍。隔天有重要的洽商而睡不著時，要相信去甲腎上腺素的力量，**豁出去地心想「船到橋頭自然直」**，**焦慮應該就會稍微緩和下來**。不過，連續2週以上失眠，日常表現下降的情況下，也有可能是憂鬱症等，要找專業醫師諮詢。

Doctor's Advice
即使淺眠，也有休息的效果。
儘管睡不著，也不要焦急。
不過，如果連續2週以上失眠，
就要前往專門的診所！
說不定會有點睡眠不足，但是別在意！
喝香草茶，放鬆吧。

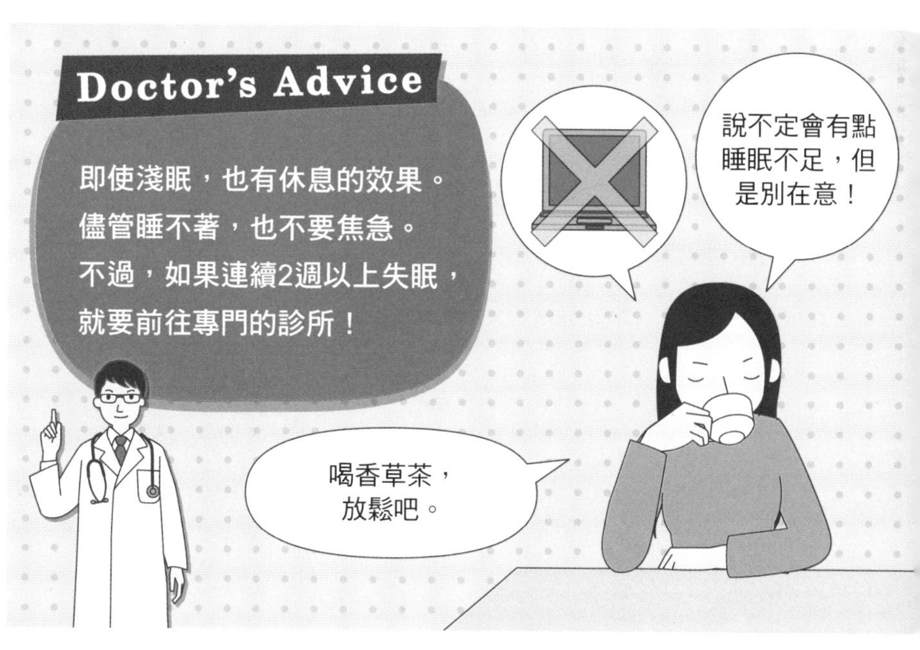

習慣8 透過放鬆呼吸法熟睡

許多作為冥想法、放鬆法的呼吸法，它們的共通點在於**意識到「臍下丹田」，延長吐氣的時間**。

建議採用明治大學的齋藤孝教授想出來的「三、二、十五」呼吸法（《呼吸入門》齋藤孝著）。做法非常簡單，**「吸三秒、停兩秒、吐十五秒」**。

透過數數，摒除雜念，最適合入睡前放鬆。適當的次數是5～10次左右。

充分花時間吐氣的呼吸法，會使身體中扮演油門角色的交感神經慢慢放鬆，提高扮演煞車角色的副交感神經的作用。此外，**規律的呼吸運動也會提升緩和焦慮的血清素的作用**。

深呼吸也不錯，但千萬不要過度呼吸。若是像狗一樣「哈～、哈～、哈～」地過度呼吸，就

意識到「臍下丹田」呼吸

呼吸法的書中，一定會出現「臍下丹田」這個地方。它不像肝臟或腎臟，是有實體的臟器，但一般認為，它位於肚臍下三寸（約9公分）的位置。

集中意識於這個「臍下丹田」，進行呼吸。

身體和精神密切連結，精神上的焦慮會化為身體的症狀顯現出來。

呼吸是映照出焦慮的鏡子。

恐慌症的患者一旦焦慮增強，經常呼吸就會變得紊亂，陷入過度換氣。知道適當的呼吸法，等於學會讓身心平靜的技巧。

緩緩吐氣，放鬆神經

最簡單的疲勞量表是假日的活動程度。有

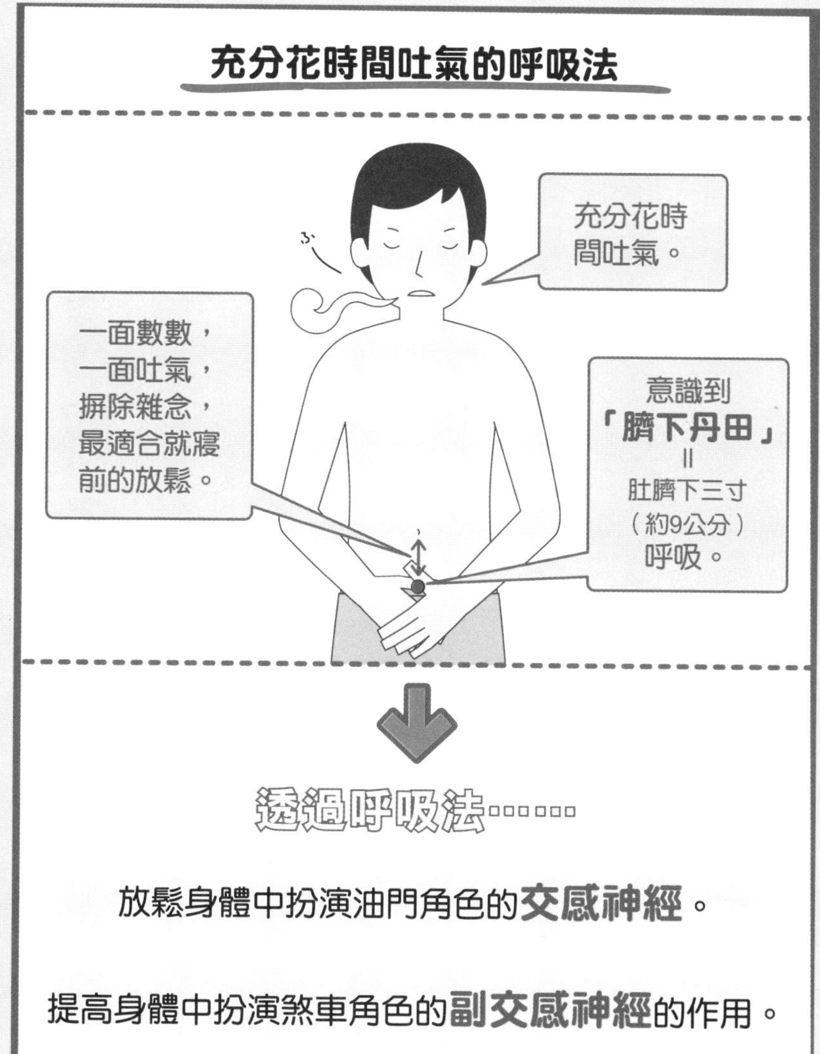

透過呼吸法⋯⋯

放鬆身體中扮演油門角色的**交感神經**。

提高身體中扮演煞車角色的**副交感神經**的作用。

提升緩和焦慮的**血清素**的作用。

會變成類似過度換氣的狀態，體內的二氧化碳濃度下降，手腳開始發麻。

用於自我管理的「自主訓練法」

1932年，德國的精神科醫師——舒爾茲（Johannes Heinrich Schultz）想出了隨時隨地都能進行的「自主訓練法」，這是用來自我控制的呼吸法。舒爾茲認為，接受催眠的人著眼於感覺到手臂和腳的重量和溫度，**透過自我暗示產生那種感覺的話，具有緩和焦慮、引發睡意的效果。**

自主訓練法要避免吃飽或空腹時，在安靜的地方進行。要卸下勒緊身體的腰帶和手鐲等。左頁介紹的是我整理的自主訓練法，敬請嘗試看看。

雖然效果因人而異，但是可望具有消除疲**勞、鎮靜神經過敏的狀態、增加自我控制能力，減少衝動的言行、減輕身體的疼痛和倦怠的效果。**

呼吸的問題中，也可能隱藏著疾病

不過，有呼吸問題的人，背後也可能隱藏著某種疾病。

請試著以手指堵住一邊鼻孔，深呼吸。如果哪一邊嚴重堵塞，就要在就寢前以滴鼻劑讓呼吸順暢。

過敏性鼻炎和花粉症會導致鼻水變多，光是如此，就會造成失眠。此外，鼾聲雷動、白天也受到睡意侵襲的人，也有可能是「睡眠時無呼吸症候群」。

在意者請到睡眠專科診所等諮詢。

提高睡眠品質的自主訓練法

1 整個人坐進沙發，或者躺在床上或地板上，讓心情平靜下來。

2 慢慢地依序反覆感覺「①右手臂好重→②左手臂好重→③兩腳好重」，總計3分鐘。

3 慢慢地依序反覆感覺「①右手臂好溫暖→②左手臂好溫暖→③兩腳好溫暖」，總計3分鐘。

4 意識到鼻子、嘴巴、胸部、腹部等氣息進出的部位。不要試圖勉強控制呼吸，自然地呼吸3分鐘。

5 最後伸懶腰，做屈伸運動，結束。

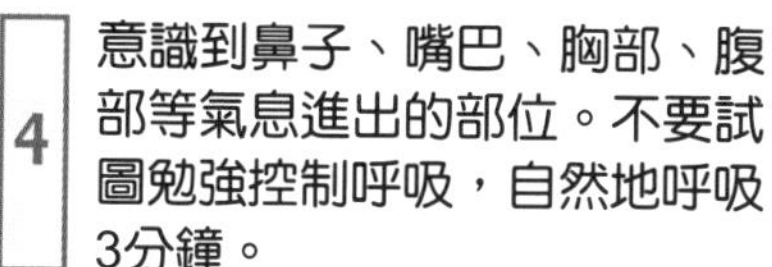

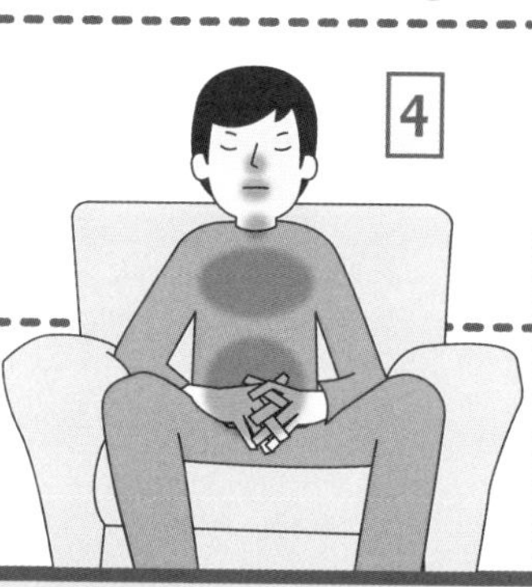

Doctor's Advice

呼吸和身心的狀態密切連結。
要嘗試自己覺得能夠放鬆的呼吸法。

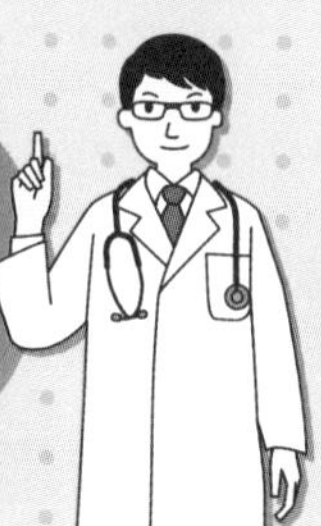

習慣 9

泡熱水澡放鬆，暖和身心

泡熱水澡比淋浴更有助於熟睡

最近好像有越來越多人不泡澡，而以淋浴解決。可是，日本人還是愛「泡澡」。睡覺前暖和身體，有助於獲得良好睡眠。

晚上，**悠閒地泡在38～40度的熱水裡，能夠減少身心的疲勞**。

為何泡熱水澡能夠讓人放鬆呢？

因為泡熱水澡會使交感神經的作用活躍，分泌提升血壓、加速心跳的腎上腺素（Adrenaline），不但會消除疲勞，還會使身心進入「今後要努力工作！」這種戰鬥狀態。

縱然是偏熱的熱水，**泡全身浴會感到疲累的人，泡半身浴也可以**。泡在水位高於腰部、38～40度左右的熱水裡20～30分鐘左右。半身浴的優

讓人容易入睡的泡澡法

- ☐ 悠閒地泡在38～40度偏熱的熱水裡。
- ☐ 疲勞時，泡半身浴、泡腳也有效果。
- ☐ 嘗試薰衣草、洋甘菊等具有放鬆效果的香草類泡澡粉。
- ☐ 泡澡後，注意不要讓身體突然降溫。
- ☐ 泡澡後，避免專注於電腦或遊戲。

點是，對於心臟和肺部所造成的負擔較輕。

此外，泡腳也很簡單，是對身體所造成的負擔較少的泡澡法。

泡澡後，不要讓身體突然降溫

無論是泡全身浴或半身浴，既然特地泡澡了，建議不妨嘗試泡澡粉等。以具有放鬆效果的薰衣草、洋甘菊、檀木等香草類泡澡粉，療癒身心。

泡澡後，請注意不要讓身體突然降溫。此外，要避免專注於會使人清醒的電腦或遊戲。

放鬆1小時左右，讓身體習慣室溫之後上床，既已消除了疲勞，就能順利地入睡。

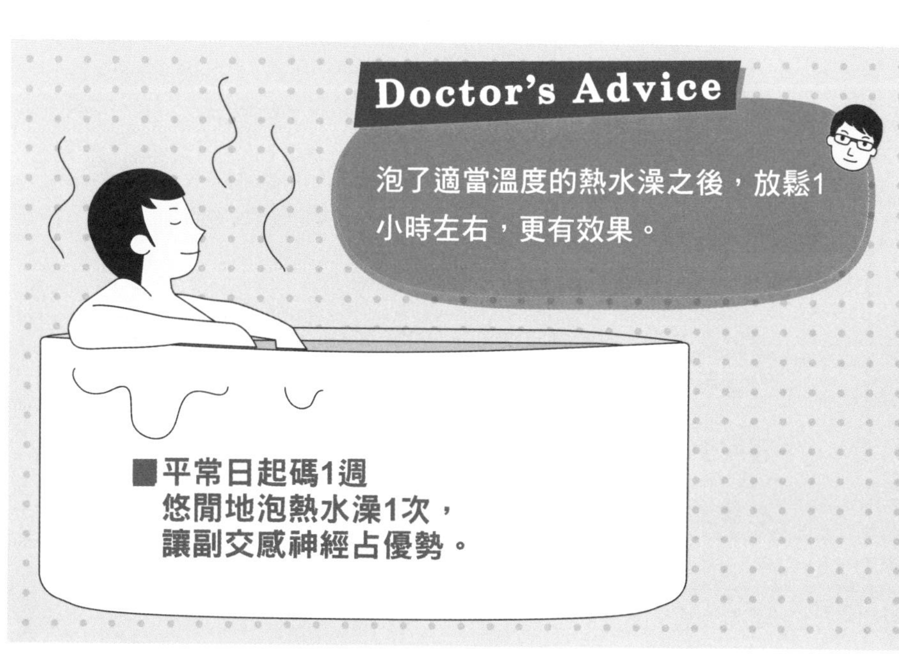

Doctor's Advice
泡了適當溫度的熱水澡之後，放鬆1小時左右，更有效果。
■平常日起碼1週
悠閒地泡熱水澡1次，
讓副交感神經占優勢。

徹底消除疲勞專欄 1

睡眠的荷爾蒙「褪黑激素」是健康和年輕的好朋友

和睡眠密切相關的荷爾蒙——褪黑激素，是在大腦幾乎正中央的松果體（Pineal Gland）這個器官產生、分泌，控制睡眠週期，調整「生理時鐘」。因為如果能使褪黑激素在對的時間減少、增加，就會自然產生恰好的生活步調，能夠一夜好眠，神清氣爽地醒來。

如果能夠獲得良好睡眠，就會消除一天的疲勞，隔天工作、唸書的效率也會提升。醒來之後，要充分沐浴在晨光下，重設生理時鐘。因為白天充分地沐浴在陽光下活動，會促進傍晚至半夜的褪黑激素分泌，引導至自然而健康的睡眠。

也有研究結果發現，褪黑激素會防止造成老化的細胞氧化。為了獲得熟睡、消除疲勞、保持年輕，最好跟這種荷爾蒙當好朋友。

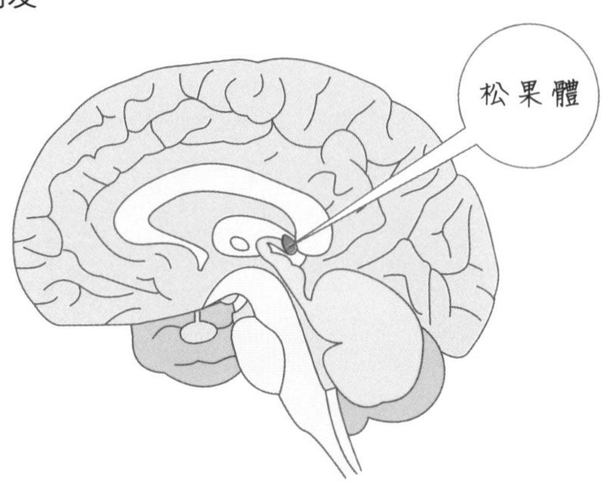

第2章

解決內心能量不足的11個方法

習慣10

替思考的事排優先順序，解決內心的「記憶體不足」

如果要做的事太多，就會無法行動

如果要做的事太多，超出自己的能力容許量，經常就會無法行動。如同以電腦啟動多個軟體，動作會變慢一樣，**人的內心也會「記憶體不足」**。

人的前額葉有掌管短期記憶的工作記憶體。這是只在短時間內記得小事（像是密碼和做菜的步驟等）的功能。

工作的截止日期、孩子的考試、照顧父母、敦親睦鄰……每個人的煩惱各不相同、五花八門，但**若是同時思考所有事，工作記憶體就會滿載而無法行動**。

此外，學者發現，工作記憶體的功能也會因為壓力、憂鬱等而降低。老年人甚至因為工作記憶體的功能降低，而經常被誤診為失智症。

鎖定思考的事，解決記憶體不足

功能開始降低時，若是電腦，就能新增記憶體，但是人就無法這麼做了。只能結束幾個軟體，也就是減少思考的事。

或許有人認為：「可是，全部都是必須思考的事，火燒眉毛了！」但是這種時候，要**試著替思考的事排優先順序**。

首先，請在紙上寫下掛心的事。

隨手寫下掛心的事之後，鎖定其中的5～10個，一面思考重要度、緊急度，一面排順序。接著，譬如決定「今天只思考前3名」。

把心一橫，變得只顧眼前的事也不錯。刻意縮小視野，心想「總之，先做好眼前能做的

內心的「記憶體不足」的原因是……

原因1

該思考的事、該做的事太多，
無法決定該從哪件事開始著手、
如何進行才好。

孩子的升學、明天的預定行程、工作的截止日期、寵物的診療、里民大會的活動……等，該從何做起才好呢?!

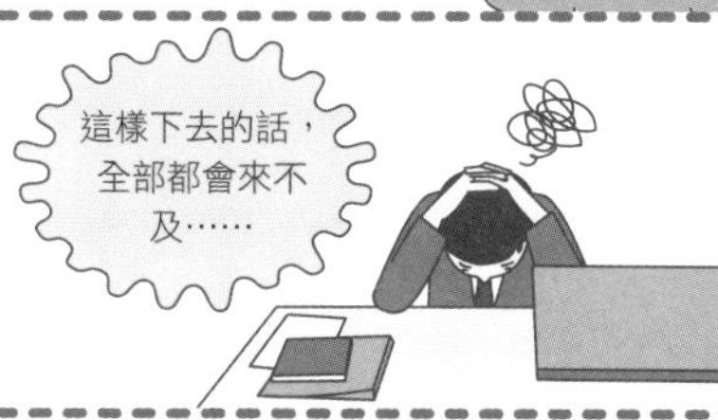

原因2

掛心的工作永遠做不完，
充滿無力感。

這樣下去的話，全部都會來不及……

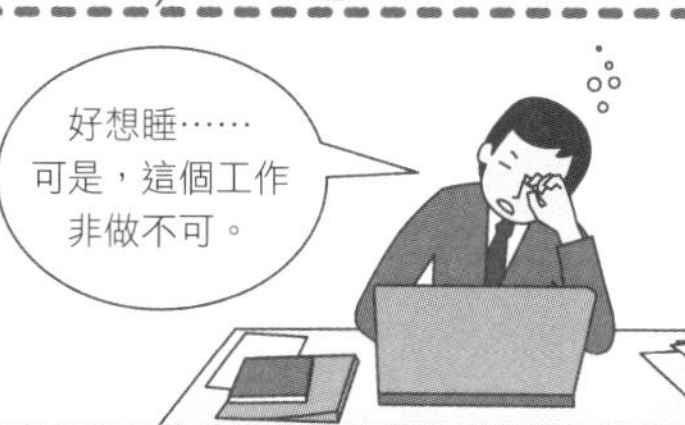

原因3

睡眠不足，腦袋昏昏沉沉，
思緒渙散。

好想睡……
可是，這個工作非做不可。

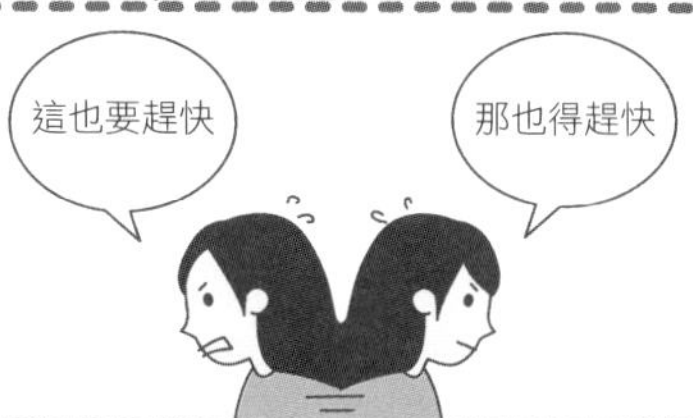

原因4

這也想急著做，那也想急著做，
心情焦躁。

這也要趕快

那也得趕快

「記憶體不足」要以重設行動（P45）解決！

事」。此時，**選擇一定能夠獲得成就感**（像是製作文件等），**會留下形貌的工作也很重要**。

「徹底完成了今天能做的事」這種小小的滿足感，會刺激喜悅的腦內物質——多巴胺。

睡眠會增加內心的記憶體

前面提到，人難以新增記憶體，但其實，有一個方法能夠增加工作記憶體。

那就是睡一覺。

有研究結果發現，進行需要工作記憶體的工作時，比起一直醒著時，睡一覺之後，工作進展更快。

因為前額葉受不了睡眠不足，熟睡對於工作記憶體很重要。如果可以的話，理想的充足睡眠時間是6～7小時左右。

讓情緒平靜下來，防止功能降低

處於束手無策、無法行動的狀況時，大多是自己心無餘力。為了趕緊讓情緒平靜下來，不妨花短短的10秒鐘，告訴自己：「其實，現在該思考的事只有這一件。冷靜下來。」

像這樣整理自己的心情，防止工作記憶體的功能降低，就能好好地因應該做的事。

記憶體不足時的重設行動

重設原因1！

試著替思考的事排優先順序。

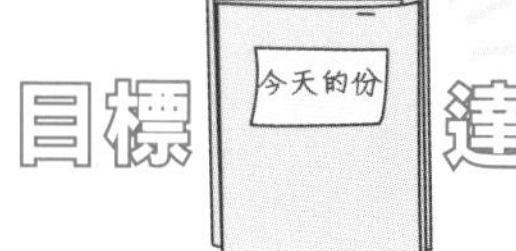

重設原因2！

專注於眼前、今天能做的事，做完會留下形貌的工作，獲得成就感。

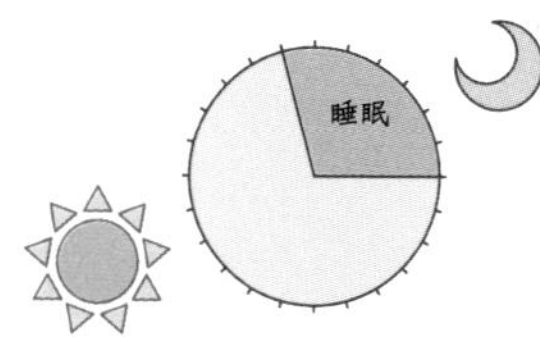

重設原因3！

早點睡覺，睡6～7小時。

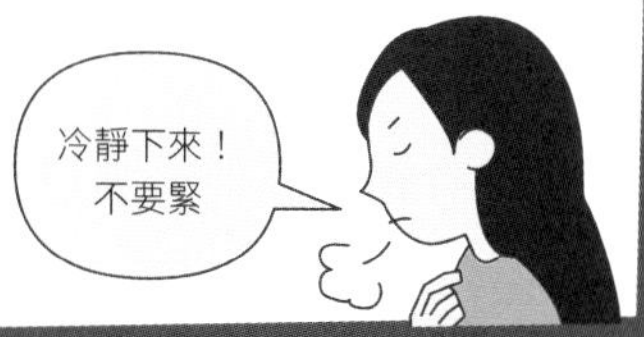

重設原因4！

緩緩地深呼吸3次。花10秒鐘，告訴自己「冷靜下來」。

Doctor's Advice

如果啟動中的「煩惱」太多，
就會造成「記憶體不足」。
不要同時思考好幾件事，先深呼吸。
接著，只思考眼前的事。

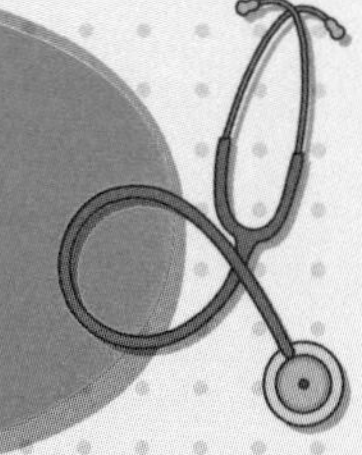

習慣 11

吹捧大腦，按下幹勁的開關

「成就感」是幹勁的泉源

有時會總覺得提不起勁，對吧？

幹勁和多巴胺類的腦內物質有關。舉例來說，明明原本不想打掃或唸書，但是做著做著，起勁地沉迷其中，這是因為大腦的伏隔核（Nucleus Accumbens）在作用。**一開始做事時，多巴胺遲遲沒有發揮作用，持續做的過程中，它突然變得活躍。**

打造今天該做的事的To-Do清單，能夠有效地讓多巴胺發揮作用。

大腦在需求被滿足時會活化。它有一個叫做報酬系統（Reward system）的神經系統。做完要做的事的成就感，會刺激這個報酬系統，產生「還想努力」這種心情。

開啟幹勁開關的訣竅

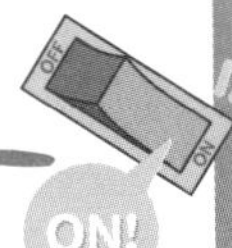

意願的開關
打造To-Do清單，執行之後，一一刪除它。

焦慮的開關
稍微著手做一點。

緊張的開關
向別人公開聲明，對自己施壓。

體溫的開關
白天體溫上升時是關鍵時刻。

巧妙利用焦慮和緊張的方法

使自己「焦慮」，也是鼓起幹勁的一個方法。

要稍微著手做一點該做的事。於是，不徹底做完就會坐立不安。這是活用和「焦慮」、「脅迫」有關的血清素的因應之道。

此外，**要打造「緊張」，像是設定截止日期、向別人公開聲明這一點等。**這是對自己施壓的策略，又叫做「同儕壓力」（Peer Pressure）。

身體的狀態也很重要。學者發現，大腦的運作和一天的體溫變化也密切相關。人的體溫在就寢時最低，從起床前開始上升。**最好在體溫開始上升的時段做事。**體溫尚未升至最高的起床後和睡覺前，不是做需要幹勁的事的時段。

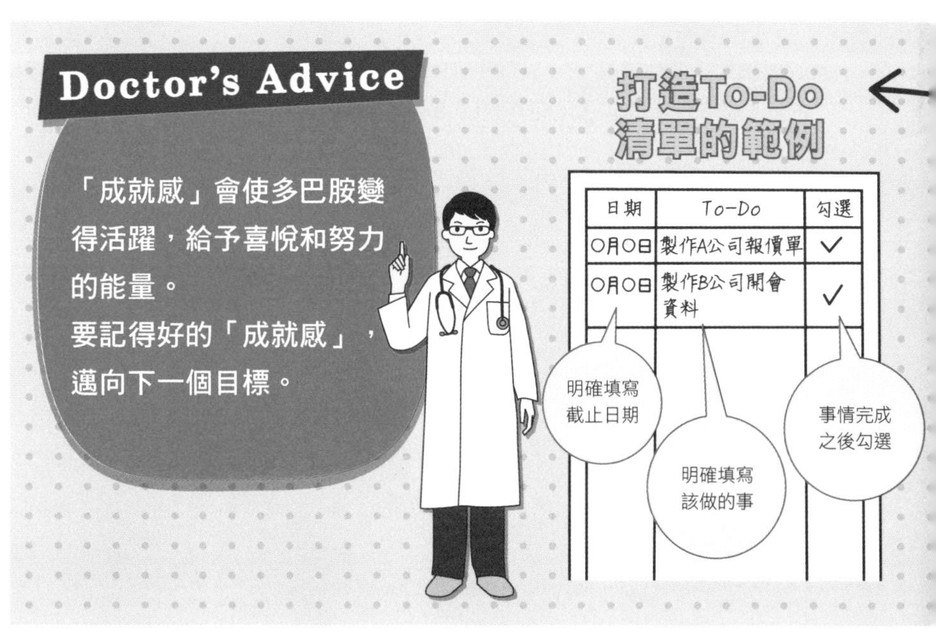

習慣 12

發牢騷、深呼吸、活動身體——透過生活習慣，緩和煩悶

焦慮是不如意的情緒

你是否經常明明沒有特別擔憂的事，但是內心煩悶、心緒不寧呢？我將這種情況解釋為焦慮症狀。

一旦焦慮，自律神經就會變得過度活躍，身體出現症狀。在緊張的場合中（像是在眾人面前致詞等），一般症狀是出汗、心跳加速、手和聲音顫抖、想拉肚子等。

自律神經有扮演油門角色的交感神經和扮演煞車角色的副交感神經，猛踩油門，煞車失靈就是焦慮的機制。自律神經遍佈腸胃、心臟、皮膚等全身上下，無法以自己的意志控制。焦慮也不受自己控制。

活化副交感神經，放鬆

煩悶時，該怎麼辦才好呢？深呼吸或閉上眼睛，按住眼皮，會使副交感神經活躍。放鬆具有抗焦慮的效果。

不要獨攬煩惱，向別人發牢騷也是一個好方法，也建議一邊聽喜歡的音樂，一邊喝愛喝的飲料。

活動身體也具有效果。大腦的運動皮質區（Primary Motor Cortex）等和運動有關的部位會變得活躍，焦慮的出口——邊緣系統（Limbic system）的活動會相對降低，這種假設也成立。如果「什麼都不想」很困難，就做能夠一心一意去做的單調的事。

想鎮靜焦慮時的行動

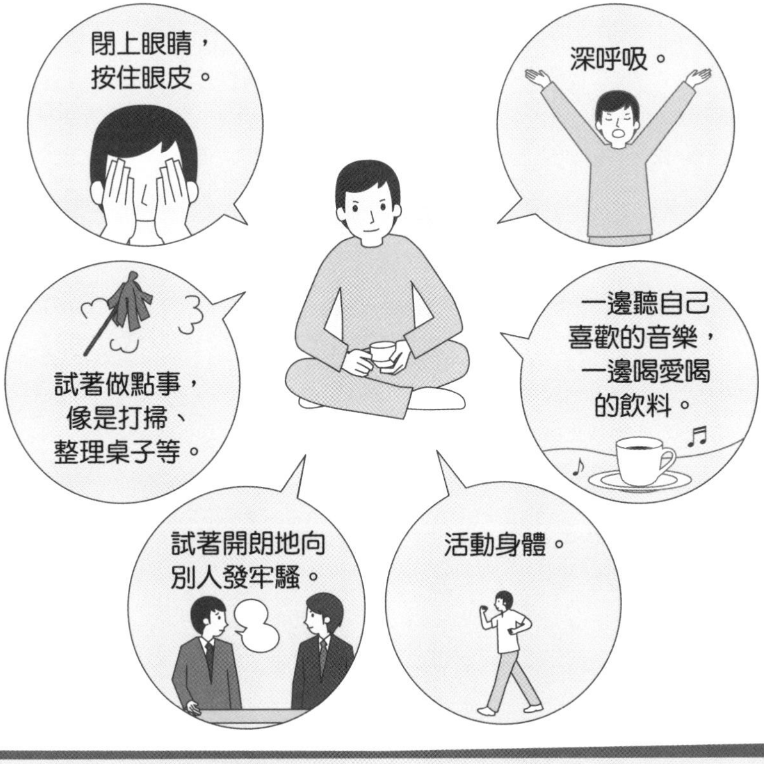

閉上眼睛，
按住眼皮。

深呼吸。

試著做點事，
像是打掃、
整理桌子等。

一邊聽自己
喜歡的音樂，
一邊喝愛喝
的飲料。

試著開朗地向
別人發牢騷。

活動身體。

Doctor's Advice

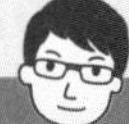

想鎮靜焦慮時，緩緩地深呼吸，
增強副交感神經的作用。
為了從焦慮轉移意識，
試著開始做單調的事也是一個好方法。

決定「火大」時，給自己的暗號，讓自己冷靜下來

憤怒是能夠控制的「症狀」

「火大」、「不爽」等憤怒的情緒、行動，是引發自大腦的杏仁核（Amygdaloid）這個部分。也就是說，**如果能夠控制杏仁核，就能控制憤怒**。

任誰應該都有在電車上看到醉漢大聲喧譁，感到火大的經驗。然而，若是突然大吼「吵什麼吵，你安靜一點！」撲上前去毆打對方，就代表你抑制自己的能力有問題。

抑制自己的能力是意願、判斷、邏輯等大腦前額葉的功能，所有動物當中，唯獨人才有。**一旦前額葉的作用變得遲緩，人就會變得容易發飆**。

抑制憤怒的能力因人而異，但能透過學習或經驗抑制。

客觀審視火大的心情

從腦科學的觀點來看，抑制憤怒的能力因人而大幅不同。因為大腦的功能、化學物質、基因因人而異。

然而，**能夠學會抑制憤怒的方法**。在此，介紹為了控制憤怒而能做的事、不該做的事。

感到「火大」，代表你認為自己是對的，別人是錯的。要冷靜下來，客觀地審視，自己未必是對的。

在必須面對別人的憤怒情緒的場合中，認為「憤怒不是他這個人本身，不過是他現在的症狀罷了」，客觀審視對方的狀況也很重要。

呼應對方的憤怒，自己也變得情緒激動是愚

火大時，讓自己冷靜下來的活動

- ☐ 緩一口氣，像是去上廁所、深呼吸、喝茶等。
- ☐ 想起「想完成什麼」，重新確認自己想要達成的目標。
- ☐ 適度地納入「減分思考」，像是降低對對方的期待值等。
- ☐ 憤怒是暫時的症狀。告訴自己，不要隨著對方的憤怒起舞。
- ☐ 絕對要避免正面衝突。
- ☐ 也一定要聽對方的意見。

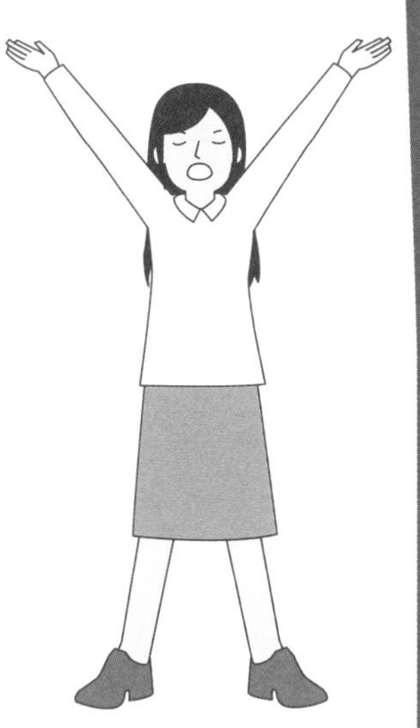

COOL DOWN

Doctor's Advice

一旦疲勞，「杏仁核」的活動就會變得活躍，越來越煩躁，同時抑制憤怒的「前額葉」的活動會變得遲緩。
因為疲勞而變得易怒，是大腦的機制使然。

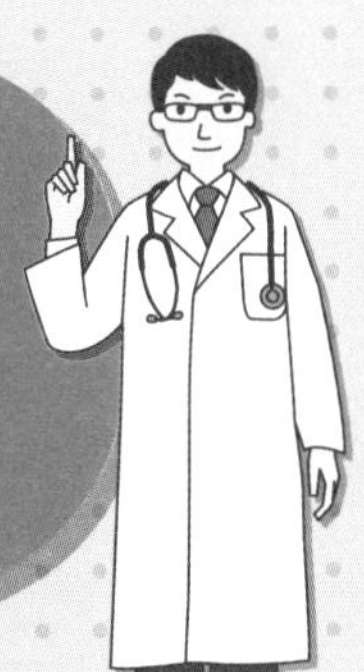

蠢至極。雙方的怒火會越燒越旺。

學會傳達憤怒的技術

除了客觀審視之外，還有必須留意的事。

一是**重新確認自己想要達成的目標**。

若是受到憤怒的情緒控制，就會產生負面影響，像是不做原本該做的事、想做的事，或者無法為了達成目標而冷靜地判斷等。假如失去自制力，就要問自己，自己現在該做什麼、想達成的事是什麼。

二是**學會向對方傳達憤怒的技術**。

不過，並非放任情緒爆發，口無遮攔地說出真心話就好。要將怒焰轉成文火，坦率且柔和地傳達憤怒。

避免正面衝突，冷靜下來

相對地，有三件該避免的事。

一是**盡量避免正面衝突**。若是能源滿滿地和對方劇烈衝突，情緒就會一發不可收拾。

二是**不要提高要求對方的標準**。不要過度要求對方。

三是**不要單方面地責難**。積極地傾聽對方的意見，是溝通所不可欠缺的。

重申一次，學習就能學會控制憤怒的方法。

縱然今天對別人感到火大，陷入自我厭惡，只要從這個經驗學習客觀審視情緒的方法、向對方傳達的技術等即可。

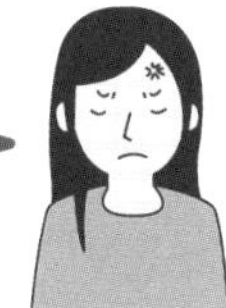

即使冷靜下來，
仍舊焦躁、火大！

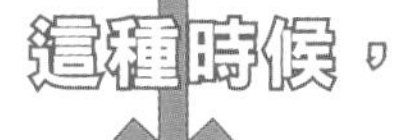

要巧妙地向對方傳達心情和狀況。

例） 面對老是說別人壞話的資深員工……

資深員工：「B老是愛慕虛榮……」

壞模式

你：「我不想聽那種話！」

好模式

你：「抱歉，我不愛聽別人的八卦。我會擔心別人搞不好也在講我的八卦……」

※若是語氣強烈地說：「我不想聽！」說不定和對方之間的關係就會產生裂痕。要以柔和的用語，傳達你覺得講別人壞話不好。

例） 面對約會老是遲到的朋友……

朋友：「抱歉，我睡過頭了……」

壞模式

你：「你為什麼老是不守時?!」

好模式

你：「約的時間太早了嗎？假如是這樣，以後約碰面時，你盡管說。比起在外頭等，這樣我也比較輕鬆。」

※若是情緒爆發，縱然是對方不對，雙方一個擦槍走火，就會吵起來。
要若無其事地傳達你受夠了對方老是讓人等。

習慣
14

假如對「完美主義」感到疲累，就「括號起來，存而不論」

令人好奇的是「括號起來，存而不論」

「括號起來，存而不論」是德國的現象學家——胡塞爾（Edmund Gustav Albrecht Husserl）說的話。我將它的意思解釋為，試圖理解事物的本質很重要，但是無法輕易地掌握，與其左思右想地找出答案，不如掌握「原貌」。

然而，要**掌握原貌相當困難**。

任誰都有在意的事。忍不住針對工作或家庭等的事，想東想西。也會在意對於別人而言，微不足道的事，像是地板上的一丁點灰塵或工作的步驟等。

這種過於一絲不苟、「太過認真」的個性，是一種類強迫症。若是適可而止，就會被人評為「毫不馬虎」，但**若是過度，就會對自己的「完**

放寬「完美主義」這種毛病的重設建議

- 試著暫停自己正在專注的事，改為思考別的事3分鐘。
- 一心思考工作的事的人，思考休息或旅行3分鐘。
- 擁有做到80分就夠了這種思考方式。
- 掌握重要的20％，是邁向80分主義的捷徑。

美主義」感到疲累。

被別人說成「完美主義」的人，往往有「過度思考小事」的傾向。

放寬「完美主義」的啟發

試著先忘掉煩惱的事，**思考別的事3分鐘**。刻意擬定旅行或聚餐等令人愉快的計畫，也具有效果。

而擁有「細節千絲萬縷，但掌握原貌就夠了」這種態度，也就是將煩惱「括號起來，存而不論」，**就能將思緒和行動抑制到8成**，以免做過頭。

有名的「80／20法則」是指，整體的2成占了重要事物8成的經濟理論。如果記得最新家電的2成功能，就能善用8成的主要功能。

有時候也需要「80％括號起來，存而不論，不用在意」這種大而化之的心態。

Doctor's Advice

越是在意得要命的事，越要先以80分主義放它過關。

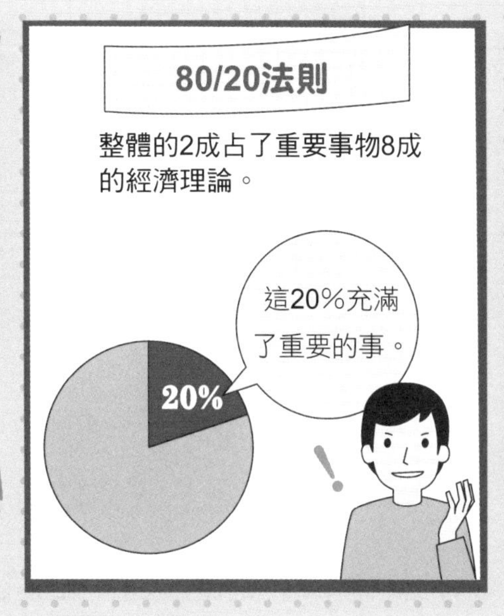

習慣

15 如果焦躁，就要慢慢地、靜靜地、確實地行動

越是焦躁時，越要意識到「慢慢地」

每天忙得不可開交，盡是令人焦躁的事。

要做的事眾多的時候，採用40頁介紹的To-Do清單也很有效，但爆量的To-Do清單也有待商榷。假如要做的事多於5件，就必須思考哪些是真正該做的事。要寫下不要做的事、不急的事，打造「Not To-Do」清單，讓焦躁平息下來。

焦躁時，偏偏會發生出乎意料之外的事，這種時候，**更要慢慢地行動，阻斷干擾。保持明確的語調同時，放慢說話速度，動作也要放慢。**

內心的煞車會平息焦躁

一旦焦躁，交感神經就會變得活躍，恐懼和專注的神經傳導物質——去甲腎上腺素就會活躍。心跳和呼吸加速，注意力變得渙散，容易犯錯。正因如此，著急時，要意識到「放慢速度」。

首先要深呼吸。**讓扮演煞車角色的副交感神經活動，留意「慢慢地、靜靜地、確實地」動手腳、身體、嘴巴。**

人的行動也會對對方造成影響。人的大腦有一種叫做鏡像神經元（mirror neuron）的神經細胞，別人的表情和行動會映照其中。別人看到焦躁的你，會引發焦躁的相互連鎖反應。

改變心情並不是一件簡單的事，但實際的重點是，能夠馬上改變行動。

「讓心情平靜下來」的重設行動

□ 試著打造不想做的事、不急的事清單。

Not To-Do

□ 越焦躁時，越要放慢動作。

□ 試著慢慢說話，語尾確實而柔和地發音。

喂！我趕時間，快點給我做！別讓我等！

不好意思，我趕時間，能不能馬上替我做那件工作？

□ 試著對自己反覆唸誦「不要緊」。

不要緊、不要緊

Doctor's Advice

對方會感受到你焦躁的樣子和行動。如果焦躁，要先刻意地慢慢行動。

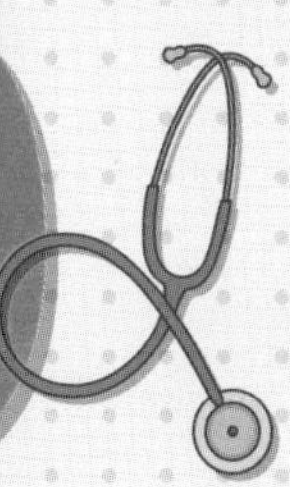

習慣
16 在緊張的場合中，要透過自我暗示，讓精神放鬆

緊張也有各種模式

人緊張的場合，大致上可以分成三種。

第一種是**在不特定多數的人面前發言時**，像是提案或婚禮的致詞等。

第二種是**和對自己而言重要的人對話時**，像是向喜歡的人告白或和重要的客戶交涉等。

第三種是**伴隨相當緊張感的待命工作**，像是醫生或警官的值班、值宿。雖然不是和誰對話，但是不知道何時會被call的緊張感揮之不去。

反過來利用緊張，就能克服危機

人在精神可能受創時，會感到緊張。若是陷入這種狀況，大腦的杏仁核就會察覺到危機，產生「Fight or Flight（奮戰或逃跑）」反應。於是，去甲腎上腺素變得活躍，交感神經活化。一旦緊張，心跳加速、手掌冒汗，就是因為這個緣故。

有方法克服這種危機。那就是**利用緊張機制中的「逃跑」反應**。

不要太過在意別人的反應

第一個因應緊張的方法是，**準備周全**。

若是到最後一刻才準備提案所需的資料，在提案當天手忙腳亂地衝進會場，就會準備不足。要時間充裕地準備資料，一再地實際演練提案。如果透過準備增加自信，緊張就會緩和。

其中，或許也有人「即使充分準備，還是焦慮」。不過，別人沒有你想像中那麼關注你。**稍微逃離別人的關注**，也就是別太在意別人，也很重要。

引發緊張的3種場合

場合 1

在眾多的人面前發言。

例） 在公司提案、在婚禮致詞等。

失敗的話，怎麼辦……

會被大家瞧不起吧？

關於本年度的銷售成績……

場合 2

和對自己而言重要的對象對話時。

例） 和重要的客戶交涉、向喜歡的對象告白等。

要是被拒絕的話，說不定會一蹶不振……

嗯、嗯～
所以你要跟我說什麼？

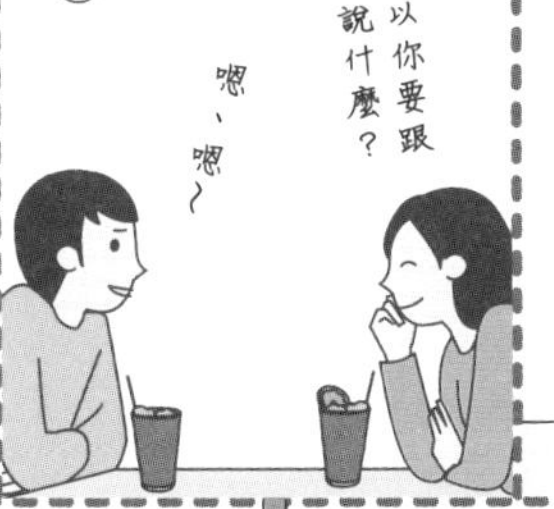

場合 3

從事待命工作時。

例） 醫生、警官和消防員等，可能需要緊急出動的職業值班等。

說不定會響起緊急呼叫的電話……

緊張得什麼事都不做

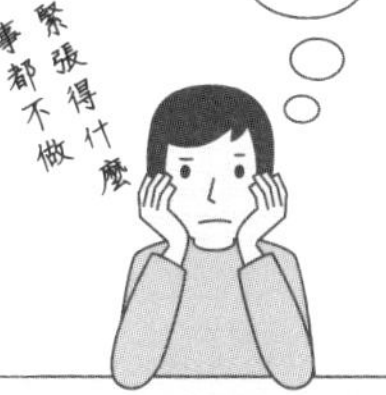

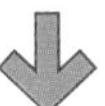

「奮戰或逃跑」反應會使去甲腎上腺素活化

交感神經活化，變成緊張狀態

相信去甲腎上腺素的效果

第二種場合，和重要的對象對話時的緊張，不同於第一種。

即使下定決心要向喜歡的對象告白，做了準備，一旦對方出現在碰面場所，腦袋就會頓時變得一片空白……這是一般的反應。商務交涉時，應該也經常因為客戶提出意想不到的問題、被迫回答，而驚慌失措。

這種緊張是出自於自己不想受傷這種自我防衛的反應。然而，去甲腎上腺素活躍時，也是能夠發揮平常發揮不出來的能力的時候。告訴自己「冷靜下來」、「沒問題」，施加自我暗示意外地有效。

要相信自己，有自信地面對。

不有效活用待命時間也無妨

第三種待命時的緊張，不同於其他兩種。第一種、第二種的緊張，會在比較短的時間（從幾分鐘到1、2小時左右）內結束，但是這種緊張會在待命期間，一直持續。

因為長時間處於緊張狀態，所以即使想在待命期間內唸書準備證照考試，也無法專注，半途而廢。不要貪心地想要有效活用時間，**最好殺時間地度過待命時間，像是聽音樂，或者瀏覽網路等**。

緊張沒完沒了地持續，其實會令人相當疲累。為了消除疲勞，待命後要記得充分休息。

克服緊張的小訣竅

場合 1 的因應之道

- 盡量花時間，細心地準備。
- 豁出去地心想「稍有失敗也無所謂」，也很重要。

練習那麼多次了，所以沒問題！

就算失敗，大家也不會太在意！

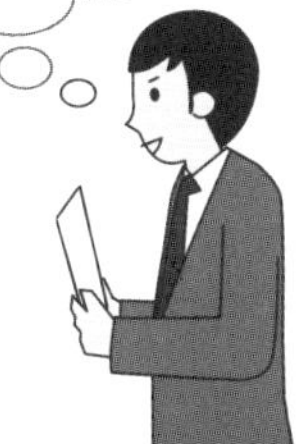

場合 2 的因應之道

- 反覆唸誦「冷靜下來」。
- 相信自己，有自信地面對。

哎呀，我要做的時候就做得到！

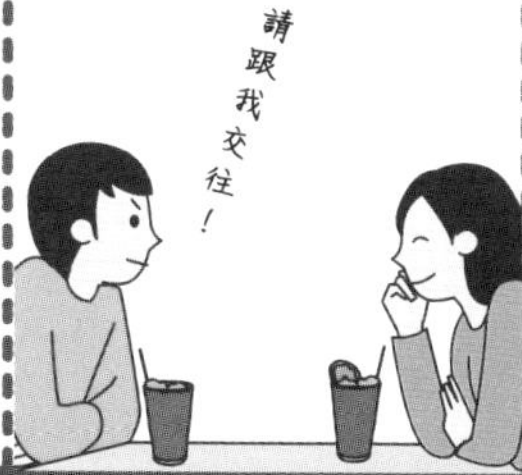

場合 3 的因應之道

- 不要貪心地想要有效地使用待命時間。

不知道何時會被呼叫？

既然無法專注，乾脆來聽喜歡的音樂。

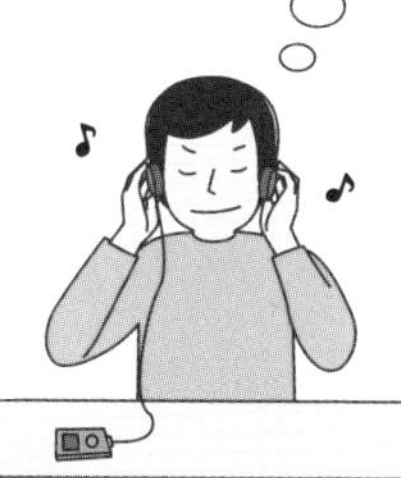

Doctor's Advice

若是稍微加入「逃跑」反應，
心情就會變得輕鬆。
別老是正面面對事情，
稍微縱容自己，心情就會變得從容。

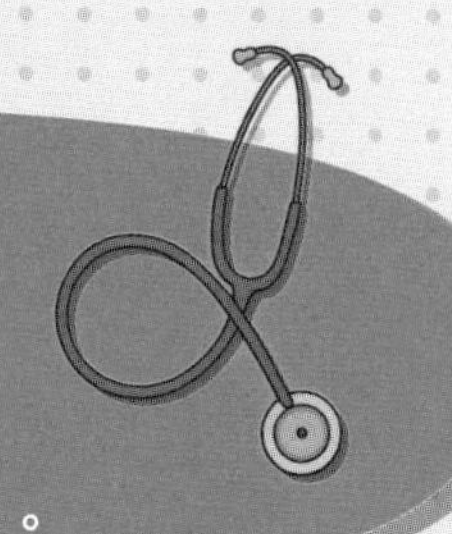

習慣 17

控制生理時鐘，克服憂鬱的早晨

現代人心理層面的煩惱越來越多

不想去上班、上學，無力去上班、上學的人越來越多。原因是職權騷擾、性騷擾等嚴重問題的情況下，不要一個人獨攬，而是要找諮詢師等討論。透過與別人分享，能夠確認自己的想法和方針。

縱然沒有那麼嚴重的問題，人難免還是會「莫名」地不想去上班、上學。**早上懶得起床。起床了也不想動。明明是下午才上班，但是從早上就開始鬱卒……**

人分成從早晨就活力十足的早鳥型，和越晚越有活力的暗公鳥型。兩者之間的差異，可以和基因和成長環境等因素有關。

即使上午缺乏幹勁，也還有下午

即使去之前千百個不願意，但是抵達職場或學校之後，狀況往往會漸入佳境，這是因為體溫和活動程度同步了。剛起床時，因為半夜降至最低點的體溫正在上升，所以**剛起床時，其實不是「幹勁模式」**。也有人從早晨就活力十足，但不要拿他們跟自己比較。致力於晨間活動的商務人士通常精神充沛，而且高度自制。他們一樣覺得早起很痛苦。

若是持續早起，生理時鐘就會習慣，也可能能夠成為早鳥型。不過，因為因人而異，所以如果覺得自己不適合早鳥型，不妨試著下一番工夫，在自己狀況佳的時段做重要的事。

提升早晨幹勁的習慣

□ 無論如何，養成早上在固定的時間起床、活動身體的習慣。

嗯

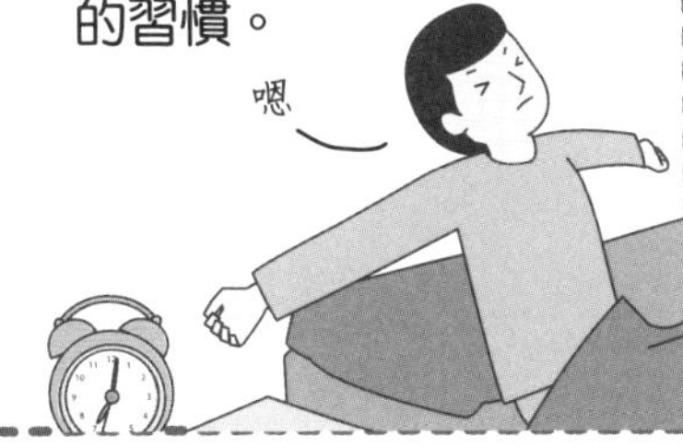

□ 人有「生理時鐘」，所以要認為「隨著時間經過，會產生幹勁」。

下午之後，
就會產生幹勁。

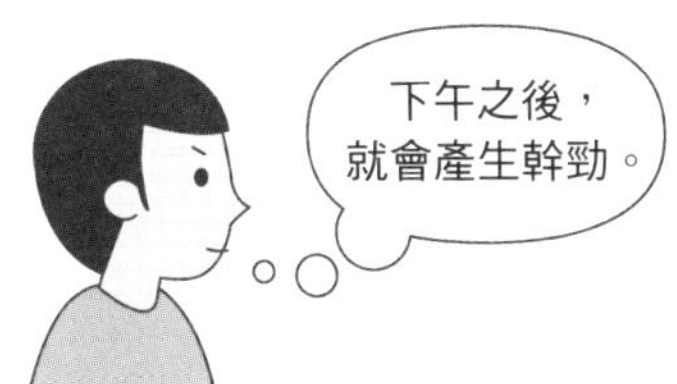

□ 人的生理時鐘因人而異，所以不要和早晨活力十足的人比較。

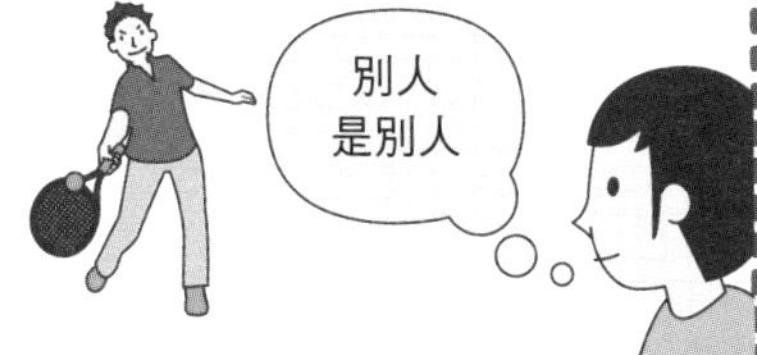

別人
是別人

□ 珍惜自己幹勁提升的時間。

下午之後
才是關鍵
時刻。

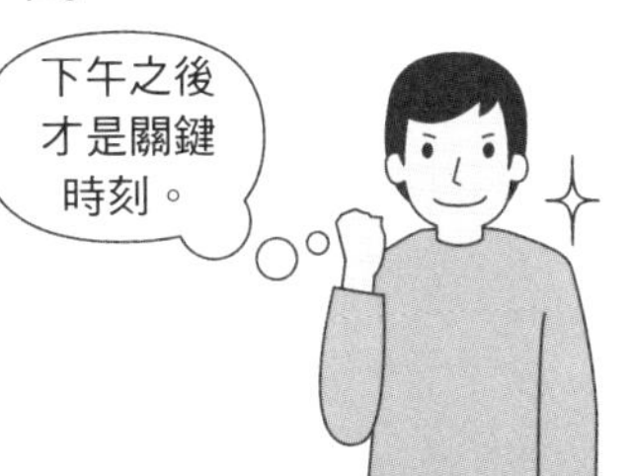

Doctor's Advice

早上起床，沒有馬上變成幹勁模式，
是自然的事。
早上缺乏幹勁的人，
若是認為還在準備階段，
容許自己先放鬆，心情就會變得輕鬆。

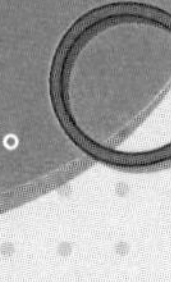

習慣 18

以笑和淚重設情緒

笑是萬靈丹

控制情緒的訣竅是，不要過度壓抑喜怒哀樂，適度地釋放情緒。尤其是「喜」和「樂」，最好明顯地表現出來，和別人分享。

看起來愉快、喜悅的人的共通點，應該是「笑」。**各種研究也驗證了笑具有療癒的效果。**

中央群馬腦神經外科醫院的中島英雄醫生，針對腦梗塞的患者和笑調查，發現聽到單口相聲，笑得越開心的人，大腦血流增加得越多。也有報告指出，笑會增強免疫細胞中的自然殺手細胞（NK細胞）這種滅絕癌細胞的淋巴球細胞的作用。

據說人一笑，大腦就會分泌β腦內啡（β-endorphin），它具有抑制疼痛的效果。

練習給人好感的笑容

笑是一種盡情使用臉部肌肉的情緒表現。若不大幅活動眼輪匝肌、頰肌、口輪匝肌等臉頰和嘴巴周圍的肌肉，就笑不出來。活躍地活動臉部肌肉，血流也會變佳。

你知道「笑療法師」嗎？他是透過笑，提高患者本身的療癒能力、協助預防疾病的義工。笑的效果極大。

要珍惜和家人、朋友相處的時光、嗜好，或者去按自己笑穴的地方，像是看搞笑片、現場的搞笑表演等。**比起自己一個人笑，大家一起笑更加健康。**

笑也是溝通上最強的武器。能夠以笑容因應危機的商務人士受人尊敬。除了看到搞笑節目，

給人好感的笑容訓練

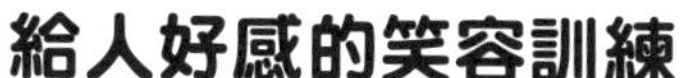

1 眼輪匝肌

只以眼睛看天花板、地板。

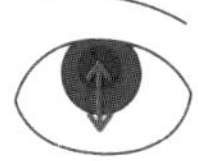
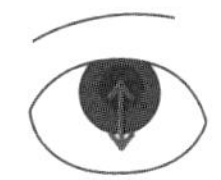

順時鐘方向轉動眼珠。

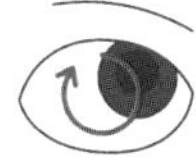
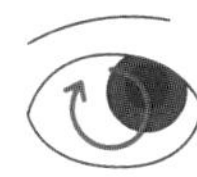

2 頰肌

以鼻子為中心，將臉縮成一團。接著，大幅活動眼睛和嘴巴。

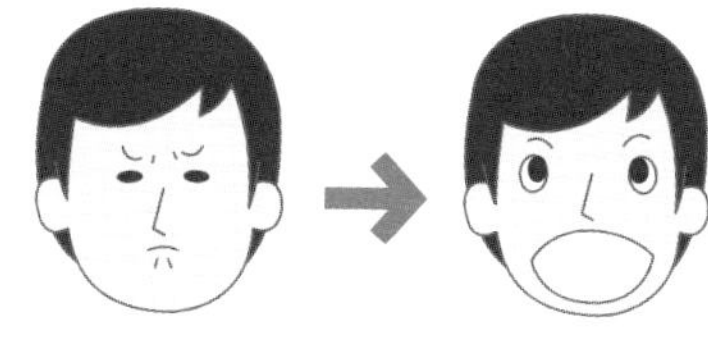

3 口輪匝肌

將嘴唇朝左、右、左上、右下、左下、右上挪動，垂下嘴角，形成「八」字。

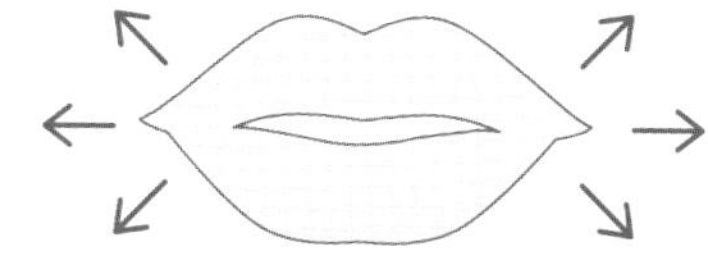

4 嘴唇線條

啣著筷子，
維持兩側的嘴角上揚。

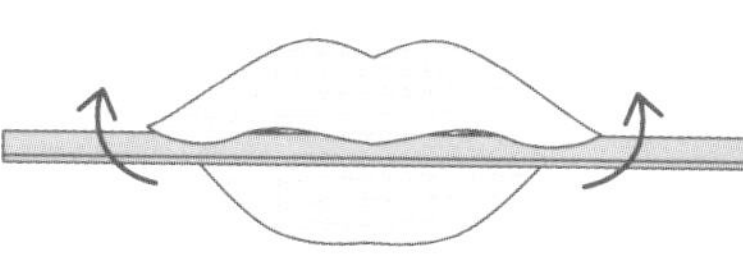

※各反覆5次。

Doctor's Advice

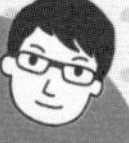

笑具有療癒自己、別人的效果。
也是一種重要的溝通工具。

瞬間笑出來之外，也必須能夠露出給人好感的笑容。

若是沉穩地微笑，就能和身邊的人建立良好的關係，也具有能夠讓自己不焦躁、不慌張、不火大地行動的效果。

日本人不擅長笑，但練習就會變擅長。**訣竅是揚起嘴角，稍微露出牙齒。**

哭一哭，重設負面情緒

「哭」這種悲傷的情緒表現，偶爾也會對整理情緒發揮正面作用。**不要勉強壓抑悲傷，哭一哭發洩會比較舒暢。**

哭泣時，除了悲傷之外，也經常夾雜著「憤怒」的情緒。這是一般人不太想流露於外的情緒，哭也是一種避免自己內心的憤怒爆發的行為。

盡情地哭，發洩悲傷和憤怒，就能獲得淨化心靈的效果。將苦惱和憤怒等情緒排出體外，能夠獲得平靜和療癒。

「感動的淚水」會淨化心靈

「感動的淚水」也具有重設煩悶情緒的效果。**就釋放平常壓抑，或者沒有意識到的情緒這種層面而言，感動的淚水的淨化心靈效果極大。**發現「感動到哭的自己」，就好的層面而言，充滿了非日常性的刺激。

電影是一種帶給人感動、唾手可得的娛樂。不妨在下一個假日前往電影院，或者租公認賺人熱淚的ＤＶＤ回家，試著淨化心靈。

「笑」與「淚水」的效果

笑	・具有療癒的效果。 ・增加大腦血流。 ・增強自然殺手細胞的作用。 ・分泌β腦內啡，抑制疼痛。 ・提高自我療癒能力，預防疾病。 ・有助於圓滑地溝通。
淚水	・能夠發洩悲傷和憤怒。 ・具有淨化心靈效果。 ・能夠體驗非日常性的刺激。

Doctor's Advice

透過搞笑和賺人熱淚的DVD等，
綻放「笑容」、釋放「淚水」，
能夠消除累積的壓力。

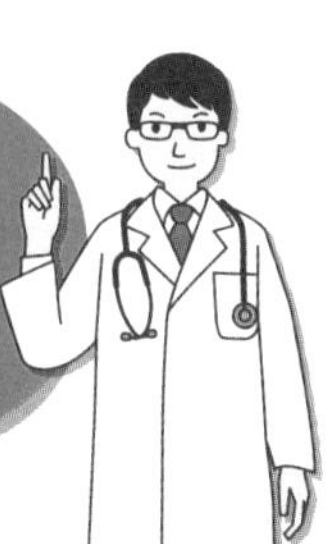

習慣 19

稍微偏移觀點，「修改」煩惱

誰會評價煩惱？

應該沒有人毫無煩惱，但其內容百百種，從微不足道到非常嚴重的都有。

不過，**誰會評價煩惱的程度呢**？是煩惱的本人。

縱然處於類似的狀況，接受方式也會因人而各不相同。有人因為和不對盤的上司之間的關係感到痛苦，苦惱地心想「我想辭職，在公司裡待不下去了」；也有人即使多少感到不滿，但是能夠轉換心情，心想「工作有趣」、「其他人都是好人」，所以繼續待下去吧。

「煩惱」是心理學用語，也能說成「天人交戰」。雖然想隨心所欲地行動，但是做不到。有一種自己束手無策的狀況。那種困境就是天人交戰。

請別人替你修改煩惱

不過，自行評價煩惱的內容大多不正確。

心理學家——大衛・柏恩斯（David D. Burns）認為，這種狀態是「**擅自誤解絕非真實的事，心情變得悲慘**」。如果能夠客觀地檢視自己的煩惱，修改自行評價的內容，就能冷靜地思考煩惱的本質。

修改自行評價內容的訓練方法之一是，請別人修改自己的煩惱。

要找諮詢師諮詢，或者請朋友聽你訴說，請別人替你修改煩惱。

當然，答案不止一個，討論對象的看法也未必正確。找別人討論煩惱的重要理由是，向別人

客觀檢視內心的煩惱，試著修改思考方式

Part1

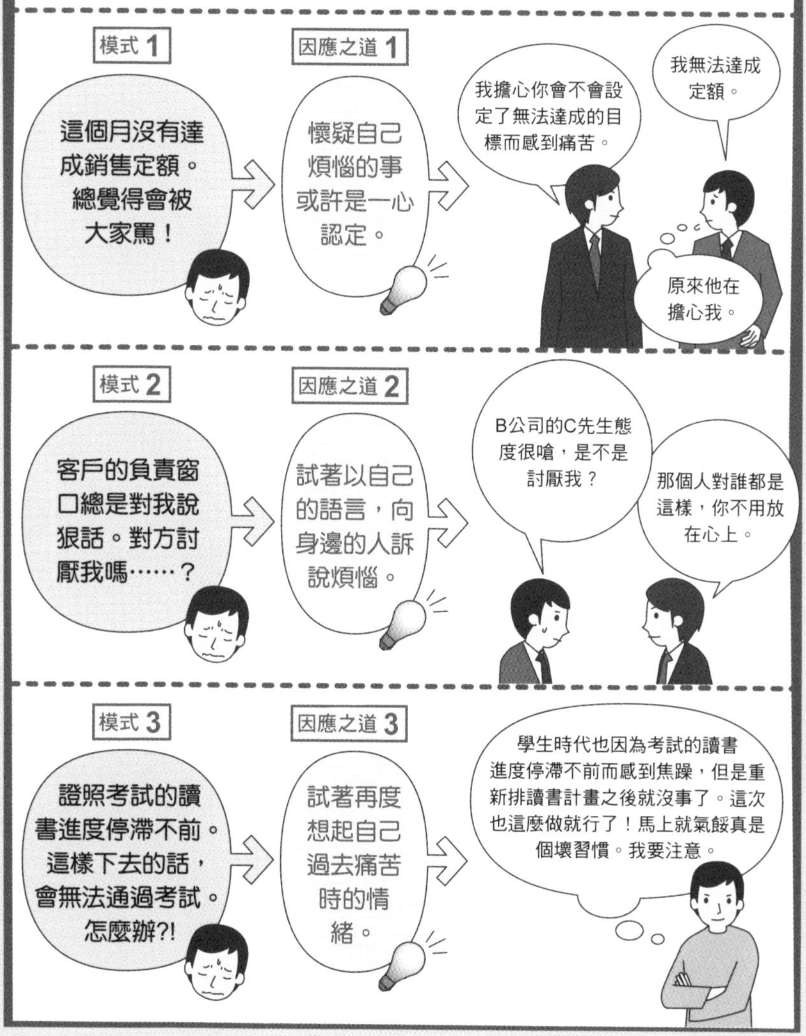

模式1

這個月沒有達成銷售定額。總覺得會被大家罵！

因應之道1

懷疑自己煩惱的事或許是一心認定。

我擔心你會不會設定了無法達成的目標而感到痛苦。

我無法達成定額。

原來他在擔心我。

模式2

客戶的負責窗口總是對我說狠話。對方討厭我嗎……？

因應之道2

試著以自己的語言，向身邊的人訴說煩惱。

B公司的C先生態度很嗆，是不是討厭我？

那個人對誰都是這樣，你不用放在心上。

模式3

證照考試的讀書進度停滯不前。這樣下去的話，會無法通過考試。怎麼辦?!

因應之道3

試著再度想起自己過去痛苦時的情緒。

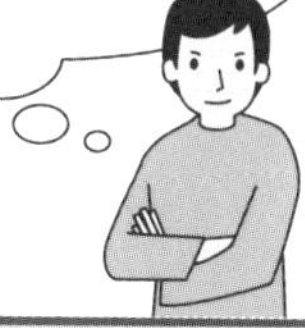

學生時代也因為考試的讀書進度停滯不前而感到焦躁，但是重新排讀書計畫之後就沒事了。這次也這麼做就行了！馬上就氣餒真是個壞習慣。我要注意。

說出煩惱，能夠觸及原本沒有意識到的事或下意識避開的問題。

瞭解自己的煩惱方式的傾向

除了請別人替你修改煩惱之外，也要進行自行修改的訓練。

請試著回顧自己過去痛苦時的行動和情緒。不必寫在紙上。現在試著回想，當時的接受方式如何。

即使是自己的事，經過一段時間之後，也能客觀地重新檢視。

瞭解自己的心情和行動的傾向，像是「當時有點放大煩惱，想太多了」、「太過著急，無法冷靜地因應」等，能夠冷靜地心想「現在說不定也放大煩惱了」。

從高空俯瞰煩惱

想像從2樓的座位或大樓屋頂看著正在煩惱的自己，能夠有效地客觀檢視自己。這是精神科醫師——隆納・海菲茲（Ronald A. Heifetz）教授教的客觀檢視自己的技巧。

沉浸在煩惱中時，往往難以客觀地檢視自己的所在位置。因為焦慮和擔心的事，身心俱疲時，若是試著想像從高處看著現在的自己，或許除了能夠看見煩惱的形貌之外，煩惱本身也會顯得渺小。

如果意識或想像另一個自己很困難，像是心想「這種時候，○○○會怎麼做呢」，**以「別人的腦袋」思考也是一個不錯的方法。**

客觀檢視煩惱，修改思考方式的訓練

Part2

模式 4

跟朋友吵架，而且工作上犯錯……自己什麼都做不好。真是受夠自己了！

因應之道 4

想像另一個自己從摩天大樓上俯瞰正在煩惱的自己。

從全世界的觀點來看，我的煩惱根本不是什麼大問題。別悶悶不樂了。

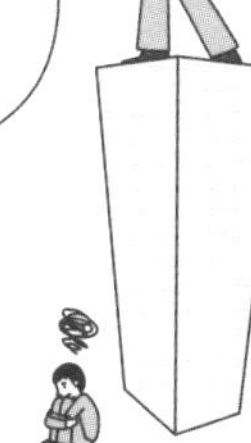

模式 5

無論如何都想讓這個企劃案過關，但是進展得不順利。連哪裡有問題都不曉得……

因應之道 5

試著以「別人的腦袋」思考狀況。

比我深資的D兄在這種時候，會找身邊的人討論。我也試著這麼做吧。

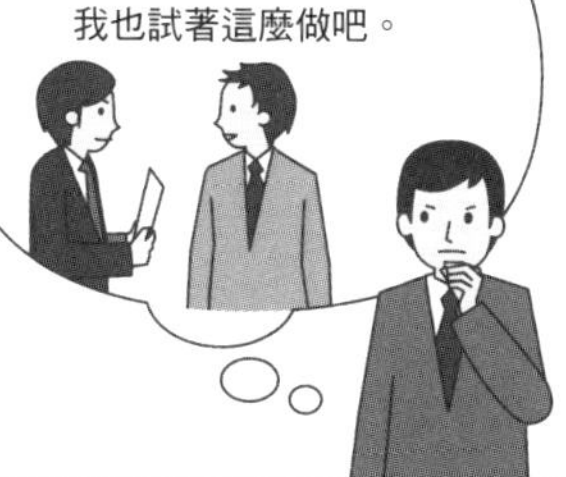

Doctor's Advice

試著以另一個自己的觀點，檢視自己的煩惱。
也建議試著以「別人的腦袋」思考。
若從別的觀點掌握煩惱，說不定就會發現解決方法。

一定沒問題。總會有辦法！
修改完畢

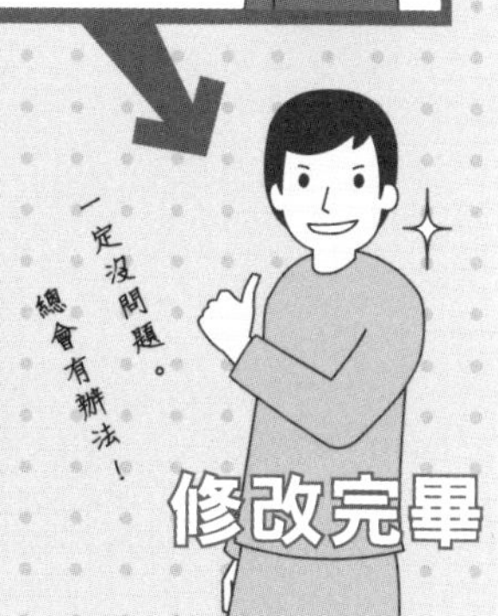

習慣

20

替內心增添能量，拾回自信

「你不必那麼氣餒」，心情就會變得輕鬆。有不否定你、**正面體諒你的家人、朋友很重要**。

自行恢復自信的方法是，維持開朗樂觀的態度。**要試著從事吃飯、聊天、歡笑、走路、睡覺等恢復能量和動力的活動**。

喪失自信感是暫時的。因此，**迅速拾回自信的方法是，立刻上床睡覺**。研究發現，睡眠會使消極的認知變得積極。

巧妙地和喪失自信感相處

喪失自信而情緒低落很痛苦。不過，喪失自信感是人成長所不可或缺的情緒。光是滿足，不會進步。而巧妙地和這種喪失自信感相處，也是減少疲累的訣竅。

工作上失敗，無法獲得成果時、遭到上司或顧客斥責時，會垂頭喪氣，**但這種時候，低估了自己**。因為是從高一階的地方評價自己。情緒低落的話，要站在一樣的高度，包容喪失自信的自己。

吃飯、訴說、歡笑、睡覺

看到別人成功，也經常降低自我價評。尤其是對於矮自己一截的人的成功，會心生嫉妒。

喪失自信時，若是告訴別人，聽到別人說

用來拾回自信的5個步驟

Step1 包容喪失自信的自己。

Step2 馬上停止和別人比較。

Step3 試著告訴體諒自己的家人、朋友，自己喪失了自信。

Step4 吃飯、喝飲料、歡笑、走路。總之，試著動一動。

Step5 心情低落時，立刻上床睡覺。

Doctor's Advice

你絕對沒有你想的那麼糟。
要好好吃飯、充分訴說，
睡一覺，拾回自信。

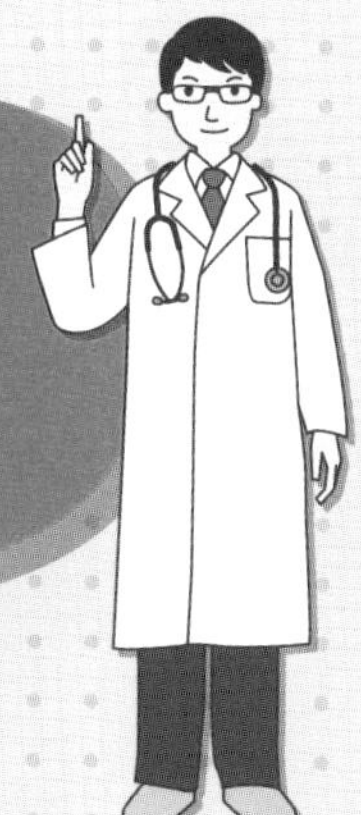

增加控制褪黑激素分泌的神經傳導物質「血清素」

為了分泌睡眠的荷爾蒙——褪黑激素，需要的是大腦中的神經傳導物質——血清素。血清素在自律神經系統的交感神經占優勢的白天活化，會抑制褪黑激素分泌。而在副交感神經占優勢的晚上，會增加褪黑激素分泌。血清素會調整自律神經的平衡。

若是血清素不足，褪黑激素也會減少，導致失眠等睡眠障礙，憂鬱症也和血清素不足有關。

研究血清素的權威——東邦大學醫學院的有田秀穗教授舉出了使血清素活化的三個主要原因如下：①陽光②節律運動③互相關懷。

關於陽光，本書中已詳細提過了，在此介紹節律運動和互相關懷。有田教授列舉了步行、呼吸、咀嚼，作為三大節律運動。關於步行，除了快走之外，也建議能夠更專注的慢跑。

互相關懷是指，「與別人之間的交流」。一面和家人聊天，一面心情平靜地用餐，或者下班後去居酒屋喝一杯，緩和緊張、壓力，血清素就會活化。

血清素和多巴胺、去甲腎上腺素等的分泌有關，會影響我們的情緒，使精神狀態穩定。它除了會使精神保持健康，還具有控制食慾的作用，可以說是用來讓我們的身心保持健康，不可或缺的好幫手。

※參考文獻　《迅速消除焦慮、精神疲勞的腦內血清素活化法》　有田秀穗著

第3章

打造自己舒適步調的 9個訣竅

習慣 21

一天關閉身體的開關15分鐘

睡眠是用來消除疲勞的「關閉開關」

最近的電器產品性能高，但是一直開著電源，壽命就會縮短。必須定期地關閉電源，讓它冷卻下來。

人也是一樣。人一天花8～10小時左右在工作、做家事等，若是不斷活動，就會將疲勞帶到隔天。

晚上的睡眠會變成「關閉開關」。除了晚上之外，白天「關閉開關」一次，也是妥善度過一天的訣竅。**一般且科學的關閉開關法是午睡**。

在生活中打造「關閉開關時間」的訣竅

除了午睡之外，還有其他關閉開關方法。舉例來說，光是**離開辦公室一下，就能轉換心情**。午餐之後，若是稍微散步，活動身體，就能稍微緩和緊繃的心情，關閉開關。此外，下午稍微**攝取咖啡因，或者吃一點點心**也不錯。

若是長時間保持一樣的姿勢，**也要進行伸展**。去上個廁所，放鬆身體，或者在工作的空檔，「穿插」伸展。

網路漫遊是必須注意的關閉開關法。因為容易沉迷其中，不小心忘了時間，所以要自我設限，像是上網15分鐘等。

用餐也會關閉開關，但是**吃太飽會降低表現**。吃八分飽是妥善關閉開關的條件。

在零碎時間也能關閉開關

15分鐘！

- ☐ 午睡15分鐘
  短暫的午睡是有效的休息。
- ☐ 散步15分鐘
  稍微走一走，轉換心情。
- ☐ 喝咖啡15分鐘
  咖啡等的咖啡因，具有令人清醒的效果。
  香草茶具有放鬆效果。
- ☐ 「穿插」伸展
  做隨處都能做的伸展，像是伸展背脊等。

白天不要「關機」，
而是處於「待機」狀態，
關閉開關。

Doctor's Advice

如何使用零碎時間放鬆也很重要。
要意識到「15分鐘」，
作為有效的放鬆時間使用。

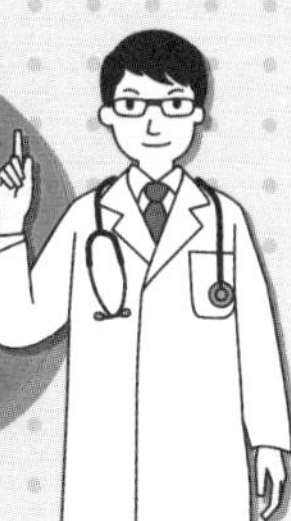

「午睡15分鐘」，消除昨天的疲勞

睡眠不足時，午睡一下補眠

根據2011年度的社會生活基本調查（日本總務省），日本女性的睡眠時間比男性短13分鐘。或許是為了打扮或做家事，不得不削減睡眠時間。

早上必須為了準備出門而早起。晚上怎麼也無法獲得充足的睡眠時間。上午還能設法撐一下，但是下午疲勞就會顯現……

睡眠不足的影響非常大。**為了在白天關閉身體的開關一次，要午睡15～20分鐘**。不過，睡30分鐘以上，就會進入深度睡眠，起床後殘留恍惚的狀態，所以「不要午睡太久」很重要。

尋找小睡空間

要尋找自己能夠小睡片刻的空間，像是辦公室、咖啡店、車上等。也請忙碌的人，試著利用搭電車移動的時間。

午睡最好別睡太久，神清氣爽地醒來。戴上眼罩或耳機等，阻斷外來刺激也是好方法。訣竅是別睡太沉，所以**要先以行動電話或智慧型手機等設定鬧鐘**。咖啡因在攝取後30分鐘左右會被吸收，出現令人清醒的作用，所以在午睡的15分鐘前喝咖啡，能夠防止睡太久。

要提升晚上的睡眠品質，白天的度過方式很重要。巧妙地小睡，是避免大腦和身體累積疲勞的聰明做法。

巧妙「午睡15分鐘」的重點

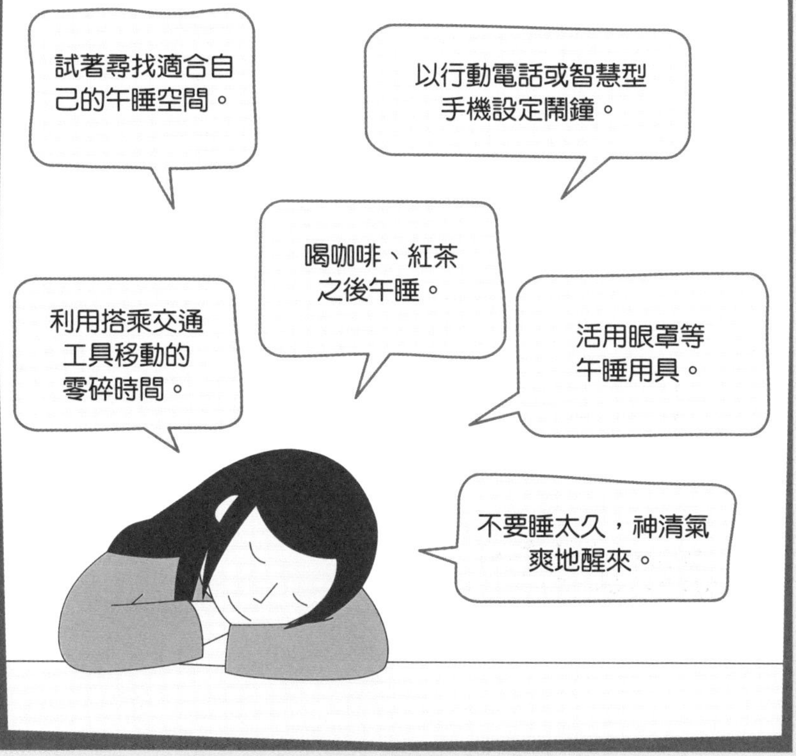

Doctor's Advice

研究發現，即使短時間地稍微假寐，
也具有睡眠的效果。
要找到適合自己的私人空間。

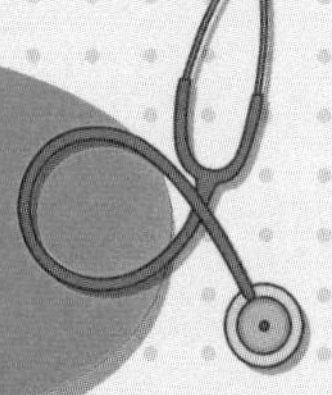

習慣 23

將「回想起來愉悅的假日」，作為開始工作時的原動力

如果度過有充實感的假日，就能消除疲勞

你是否有明明假日睡到中午，或者看一整天電視、鬼混，並沒有特別做什麼，但是反而覺得疲累的經驗呢？

其實，假日太過懶散並不好。**無法留下有充實感的體驗記憶，是這種疲累的最大原因。**

即使在家裡躺一整天，如果能夠滿足地心想「今天充分鬼混，太棒了」，這就算是有意義的假日。每天因為睡眠不足而累積大量疲勞時，或許有這種假日比較好。

然而，**如果每次都是鬼混，也不太具有精神上的放鬆效果。**

儘管疲累，若是鬼混地度過假日，就會留下「虛度一天」這種負面印象，自責、悲觀地心想

Doctor's Advice

覺得「這個假日真美好」的美好假日，是開始工作時能夠全力以赴的原動力。如果老是在家裡鬼混，反而會感到疲累。

「自己沒用」。

回顧時，如果留下「這個假日真美好」這種正面記憶，休息效果就會大不相同。

光是讓身體休息，疲累也不會消失。必須把消除了疲累這種印象留在大腦中。

要注意別睡太晚

假日睡晚一點，會令大腦覺得舒適地休息了，但是**別比平常日多睡 2 小時以上**。比平常日多睡 2 小時以上的人，有可能平常日的睡眠時間太短。可能必須重新檢視工作日的度過方式。

此外，沒有預定行程的假日，如果天氣不錯的話，**要外出一趟**。出門購物或散步也可以，但最建議的是享受嗜好或感興趣的事，像是運動、欣賞畫作等。此外，平常因為忙碌而難以和孩子或寵物交流的人，也要打造和他們相處的時間。

工作和學習是充實感的來源

你或許會感到意外，但**稍微做一點工作，也會成為回想起來愉悅的關閉開關**。假日才有的從容心情，說不定會令你想到好點子。試著在短時

能夠消除疲累的關閉開關活動

- [ ] 不可以在家鬼混一整天。要出門一趟。
- [ ] 假日可以比平常日多睡2小時以下。
- [ ] 假日也要做一點工作。
- [ ] 試著進行能夠獲得充實感的學習，像是唸書準備證照考試或唸英語會話。
- [ ] 擁有和家人或寵物交流的時間。
- [ ] 偶爾也要規劃特別的假日，像是開車兜風、上餐館、小旅行。

間內唸書準備證照考試或唸英語會話也不賴。因為工作和學習會帶來充實感。

不過，千萬不要唸過頭。要配合自己的體力和那一天的預定行程，設定不勉強的目標，像是唸2頁教科書等。若是確實達成小目標，大腦的報酬系統（參閱40頁）就會受到刺激。

特別的關閉開關會變成開始工作時的幹勁

前一天喝太多酒，難得的假日睡過頭未免可惜。稍微熬夜是無妨，但要避免假日前一晚通宵看DVD或瀏覽網路等過度放縱的行為。

偶爾擁有特別的關閉開關，也是一個好方法。若有成為目標的關閉開關，像是旅行或上館子等，開始工作時也能努力。

也要積極地將定期的預定行程排入假日中，像是嗜好的社團活動或練習才藝等。懶得致力於這種喜好的事，或者擬定假日的計畫時，開始工作時的表現也大多不會提升。

要享受自己喜歡的事、能夠感到充實的事，在關閉開關的最後，覺得「這個假日真美好」。

唯有這種假日，才會成為開始工作時努力的莫大原動力，消除平常的身心疲勞。

你是否度過了「回想起來愉悅的假日」呢？

試著填寫假日的狀況，確認自己的關閉開關的充實度。

・前一陣子的假日做了什麼度過呢？
例）「週六傍晚上鋼琴課，週日和朋友去購物」、「在家裡鬼混」等。

（　　　　　　　　）

・如果替這次的假日打分數，滿分5分，你給自己打幾分呢？

5	4	3	2	1
最棒的假日。	身體獲得了休息，還不錯的假日。	普通。	想做的事一半也沒做到。	浪費時間，後悔不已。

・下次的假日想做什麼呢？

（　　　　　　　　）

Doctor's Advice

如果不知不覺間，
老是虛度假日，就要注意。
要下一番工夫，充實地關閉開關。

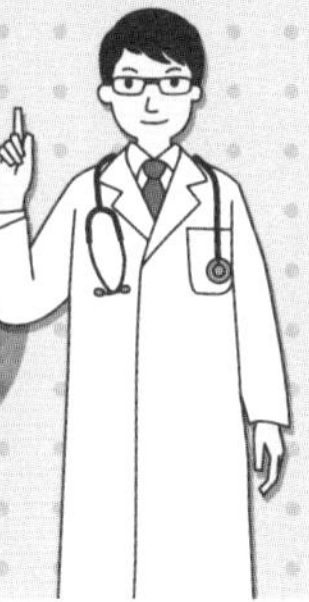

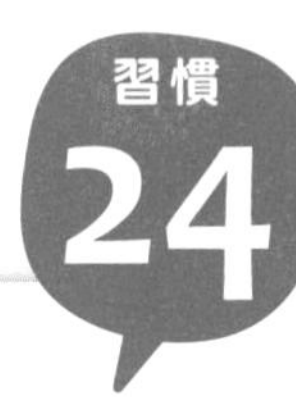

巧妙地以放鬆刺激大腦的「報酬系統」

日本人不擅長放鬆

一般認為，日本人不擅長請假。旅行網站「Expedia」於2013年，針對24國的社會人為對象所進行的調查指出，日本勞工的年假使用率為39%，是全世界最低的數值。而且17%的人連1天的年假也沒有使用，這個數字反而是全世界第1名。日本是不請年假的人最多的國家。

除了年假的天數之外，就度假方式這一點而言，或許也有許多人不擅長悠閒地度假。

不知如何消磨長假。工作在腦海中揮之不去，假日加班，或者把工作帶回家。你是否有這種經驗？

在經濟不斷成長這種有報酬的時代，即使是在這種狀況下，或許也還能努力，但是如今可就不行了。

如今的時代背景是「付出也不太能獲得回報」，報酬系統，也就是腦內的多巴胺難以活化。

在景氣好的時代能夠咬牙努力，現在卻會感到相當大的負擔。遲遲消除不了的疲勞，應該也是受到了社會和經濟的影響。**越是在低成長的時代，越要巧妙地放鬆。**

要利用冥想的效果

平常的放鬆，不需要誇張的方法。在咖啡店或公園放空，也是一種接近冥想的放鬆，能夠期待放鬆效果。在美國，使用腦波和MRI（核磁共振攝影），研究冥想提升抗壓力、抗憂鬱和改善睡眠的科學效果。

冥想的方法

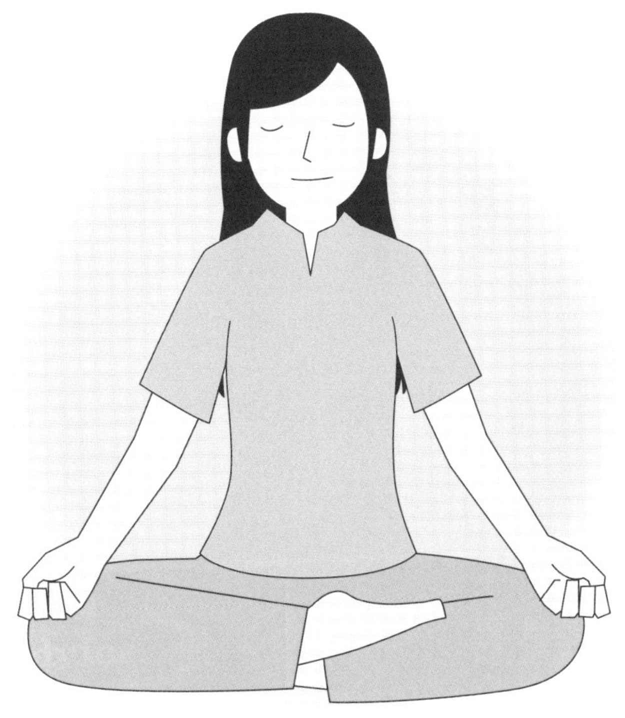

- 在安靜的房間，輕鬆地坐著。雙手放在膝蓋。
- 閉上雙眼，全身放鬆。
- 使用鼻子呼吸，專注於呼吸。
- 吐氣時，慢慢數數。
- 標準時間為10～15分鐘。

正式的冥想最好在專家的指導之下進行，但**試著放空15分鐘，停止思考、試著眺望人或風景**等，也是很棒的放鬆方法。

85頁刊載了一個冥想方法的例子，敬請參考。

若有預定行程，長假就能放鬆

暑假或連假等長假的最佳度假方式，是提早排定旅行或休閒活動等預定行程。別說「看過資深員工的預定行程之後再說」、「工作很忙，不是休假的時候」等，要排定愉快的預定行程。

之所以建議在長假排定預定行程，是因為具有3個效果。

第一個是**報酬效果**。像是試圖努力到暑假為止，幹勁就會提升。它也具有截止效果，會提升工作和生活的充實度。

第二個是**捍衛私人時間效果**。若是排定預定行程，當上司說：「這一天要接待客戶，你能出席嗎？」也能婉拒道：「抱歉，我有事了……」

第三個是**休假之後的滿足感**。若是無所事事地度過長假，休假之後大多會後悔不已，心想「啊～虛度了假日」。**使自己回想起來愉悅很重要**。將滿足的體驗更新為最新的記憶留下來，對於維持今後的幹勁也很重要。

家電能夠以一個開關輕易地關閉，但要使人離線，需要下一番工夫。要像是切換為省能模式的電腦一樣，巧妙地打造放鬆時間，心情愉悅地度過。

想平息焦慮時，要排定愉快的預定行程

報酬效果

也具有「試圖努力到暑假為止」等截止效果，會提升幹勁。
工作和生活也會充實。

休假之後的滿足感

比起無所事事地虛度假日，充實感、滿足感更大。

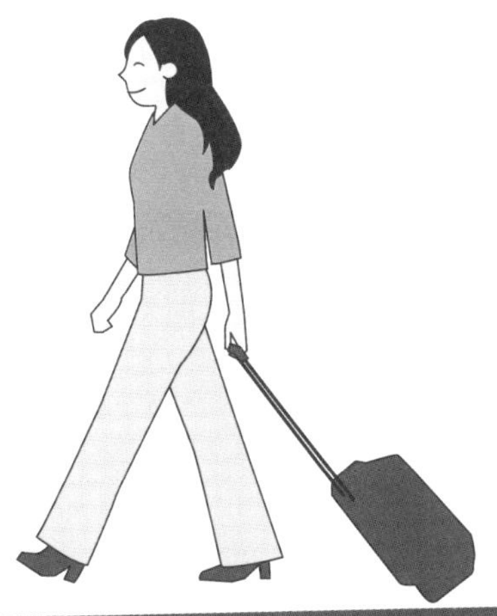

捍衛私人時間效果

當上司說：「你這一天能不能出席接待客戶？」也能婉拒道：「我有事了。」好好地休息。

Doctor's Advice

要試著稍微花一點時間，
阻斷周圍的雜訊，
透過冥想，讓心情平靜下來。
也別忘了提早替長假排定預定行程。

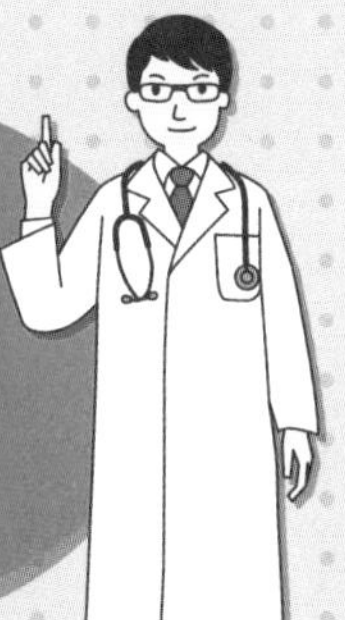

「關閉」負面思考

越想忘掉的記憶，越是揮之不去

該專注學習時，你是否經常浮現雜念，像是「想看DVD」、「必須打掃」呢？這種程度的雜念，會對無法專注的自己感到厭惡，但是忘不了日常生活中不愉快的事，不斷地出現在腦海中或一再想起，則有害精神的健康。

記憶的研究發現，快樂的記憶容易忘掉，**內容令人不愉快、恐懼、兇殘的記憶反而會一直留下來**。

試著將注意力轉向戶外15分鐘

想盡早和討厭的記憶道別的方法之一是，將**注意力轉向戶外看得見的事物**。要先忘掉責備自己或別人的情緒，觀察街頭的風景或人物。觀察植物等大自然，也具有療癒效果。**要擁有1天觀察周圍15分鐘左右的時間**。

第二個方法是，獲得充分的睡眠。快速動眼睡眠具有整理負面記憶的作用。這是「睡一覺會忘掉討厭的事」的科學證據。

喝悶酒會替怒火澆油，所以並不建議。打沙包等暴力的消除壓力方法，也會使自己變得更加具有攻擊性。

要和討厭的記憶道別，要稍微將視點擺在戶外，並獲得充分的睡眠。比起關開關閉，換檔更好。

用來替心情換檔的活動

- 獲得充分的睡眠。
- 延後責備自己或別人的情緒。
- 仔細觀察事物或人物15分鐘。
- 不依賴酒精或粗暴的消除壓力方法。

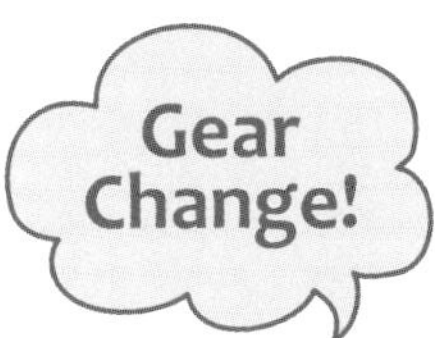

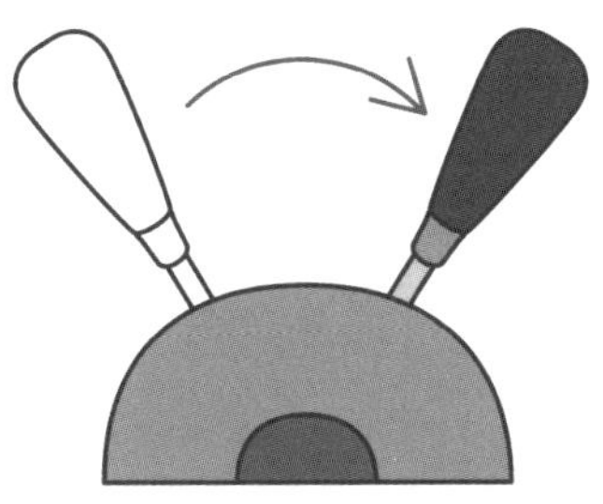

Doctor's Advice

困於討厭的記憶時，
要將注意力轉向戶外的事物，
並獲得充分的睡眠，
討厭的記憶就會離你遠去。

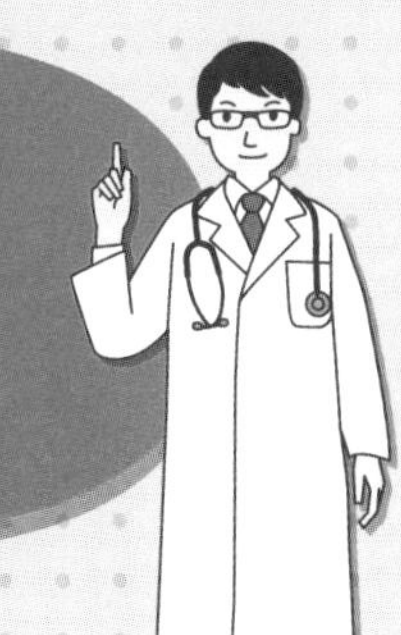

習慣 26

放鬆身體，使心情更加輕鬆

若是持續緊繃，身體就會疲累

任誰應該都有在和討厭的上司或頑強的交涉對象見面前，緊張得平靜不下來的經驗。

身心的緊繃是表裏一致。精神的緊繃會刺激交感神經，**使身體處於油門踩到底的緊張狀態**。

即使沒有自覺到精神的緊繃，應該也經常沒來由地無法放鬆。

因而感到肩膀僵硬、腰痛、頭痛、倦怠感。

因為運動不足和壓力會慢性地侵蝕身體。

放鬆緊繃的「零碎時間伸展」

想要根本性地一口氣改善壓力多的日常生活，並不實際。首先，要思考放鬆身體緊繃的方法。

有效的是，**刻意納入放鬆脖子、肩膀、腰部**

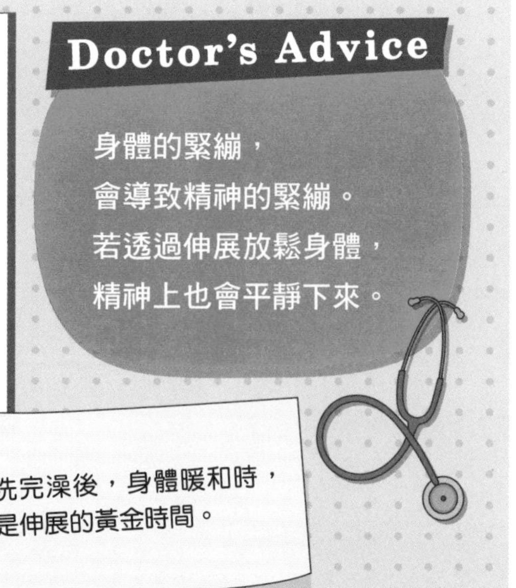

關節的運動。此時，若是掌握身體的哪個部位有問題進行運動，會更有效。有點駝背的人，要在起身去上廁所時，試著順便做將肩胛骨往內側縮緊的動作。

也建議在睡前做伸展。洗完澡後，血液循環變佳，身體的肌肉也放鬆了，所以伸展效果也會提升。晚上累得無力做伸展的人，不妨活用午休或上廁所休息等零碎時間，放鬆身體。

自己往往難以察覺到身體的慢性緊繃。即使沒有不舒服到去醫院看病的程度，也要定期地去民俗療館、脊椎指壓療館、健身房等，請第三者評估。

放鬆身體緊繃的伸展活動

☐ 晃動手腳，放鬆全身。

☐ 伸展、轉動、彎曲脖子。

☐ 轉動手臂、肩膀。

☐ 縮緊肩胛骨。

偶爾說「NO」，保有自己的步調和節奏

你是否成了無法拒絕的「濫好人」？

無論於公於私，你是否一被人委託什麼事，身心就會變得緊繃呢？**容易被人委託事情的人，擁有能夠完成被委託的事的能力，也具有人品好這個優點。**

沒有人會想委託重要的工作給做事隨便的人，而且難以拜託總是心情不悅、態度冷淡的人。因此，「老是被人委託，做苦差事」而感到煩惱的人，要擁有自信。因為這種人無論是能力或人格都很優秀出眾。不過，**問題在於太常被委託。**

若在新的職場，最好盡量不要拒絕。未經妥善溝通地拒絕，會令對方覺得遭到拒絕，考慮到今後的相處，並非上策。除非是相當勉強的工作，否則最好不要拒絕，如此一來，會使對方對你的好感提升。

四面討好的態度會引爆怒火

明明忙得要命，其實想拒絕，但是經常因為想避免和對方之間的麻煩交涉而接受。

然而，若是四面討好地這也接受、那也接受，不久之後，工作就會集中到自己身上。如果遇到這種狀況，**覺得自己是被害者，心想「為什麼只委託我！」「難不成是在整我？」，就要注意。**

潛藏在你內心的怒火，說不定會衝動性地爆發。**有時候也需要拒絕的勇氣。**若是知道巧妙拒絕的方法，就能度過壓力少的生活。

有時候要一面產生共鳴，一面巧妙地拒絕

首先，即使要拒絕，也要**表現出傾聽對方委託的事的態度，這很重要**。不可以明顯地表現出自己很忙，或者劈頭就拒絕。

仔細聆聽對方說，產生共鳴之後，才說「不好意思……」，最後也要記得提出建設性的建議，像是「現在有困難，但是什麼時候的話，我可以幫忙做這種事」。**說出體貼對方的話，應該會有助於今後的人際關係。**

自己有不能接受的隱情，相對地，對方也有想委託你的隱情。而且，委託的一方說不定是一面擔憂地心想「或許會造成你的困擾」，一面委託你。也諒解對方的壓力，別忘了體貼對方很重要。

Doctor's Advice

「容易被人委託」是你的優點。只要學會拒絕方法即可。

容易被人委託事情的人

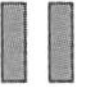

- 人品好
- 能夠完成被委託的事

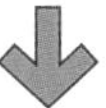

不必因為「容易被人委託」而煩惱！
不過，太常被委託就要注意。

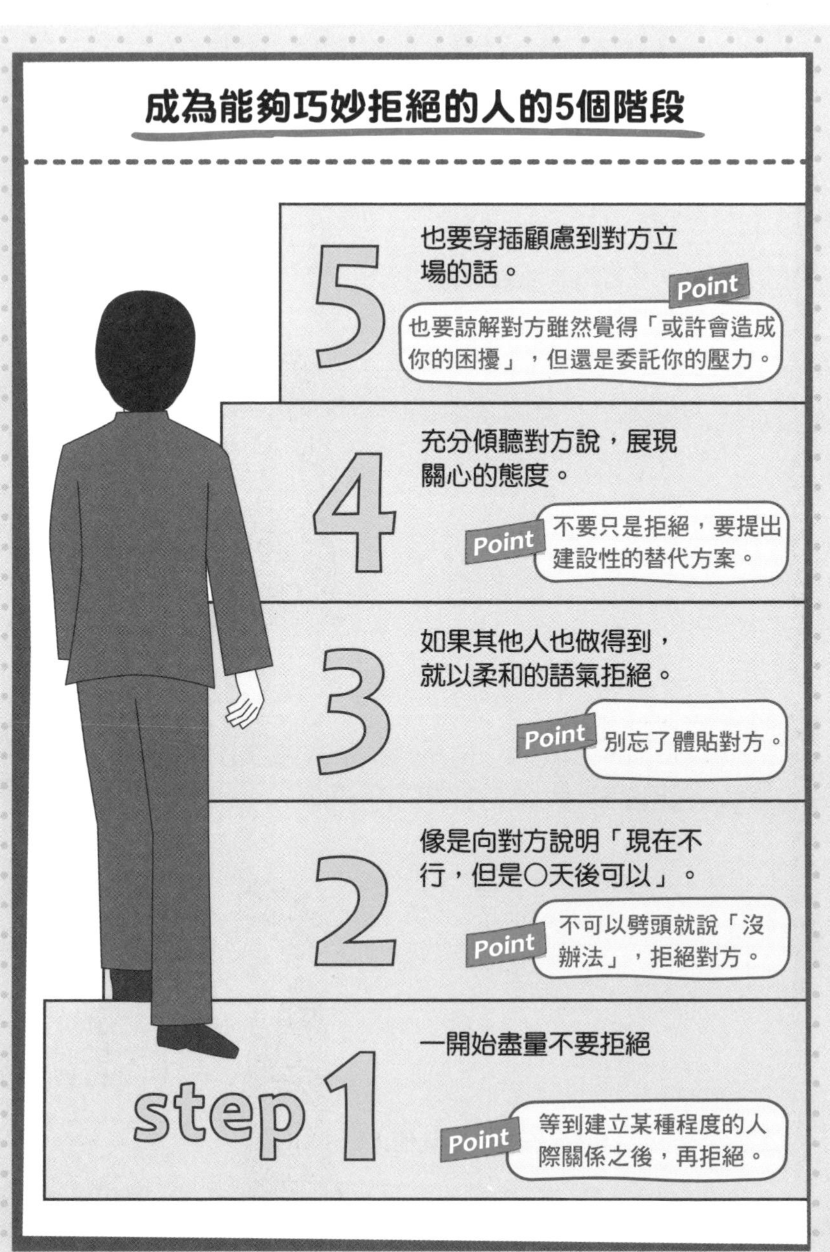
成為能夠巧妙拒絕的人的5個階段
5
也要穿插顧慮到對方立場的話。
Point
也要諒解對方雖然覺得「或許會造成你的困擾」，但還是委託你的壓力。
4
充分傾聽對方說，展現關心的態度。
Point
不要只是拒絕，要提出建設性的替代方案。
3
如果其他人也做得到，就以柔和的語氣拒絕。
Point
別忘了體貼對方。
2
像是向對方說明「現在不行，但是○天後可以」。
Point
不可以劈頭就說「沒辦法」，拒絕對方。
step 1
一開始盡量不要拒絕
Point
等到建立某種程度的人際關係之後，再拒絕。

哪種說話方式OK？圓融的拒絕方法

壞模式

上司：「我有點事想委託你，可以嗎？」

你：「抱歉，我現在很忙，沒辦法！」

上司：「啊，是喔……（那也用不著用那種說話方式吧！）」

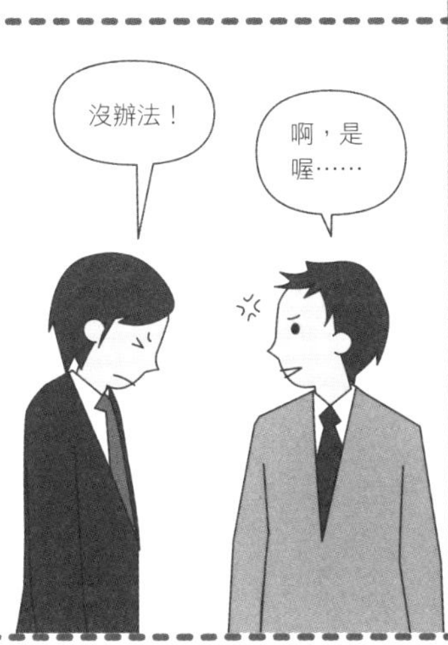

好模式

上司：「我有點事想委託你，可以嗎？」

你：「好啊，什麼事？」

上司：「你能在下午5點之前製作這份文件，列印5份給我嗎？」

你：「非常抱歉。我現在手上有另一份工作，得在同一個時間之前製作文件，下午 5 點之前有困難。如果明天上午之前可以的話，我就能夠接受這份工作。」

上司：「這樣啊。那，我找其他人看看。」

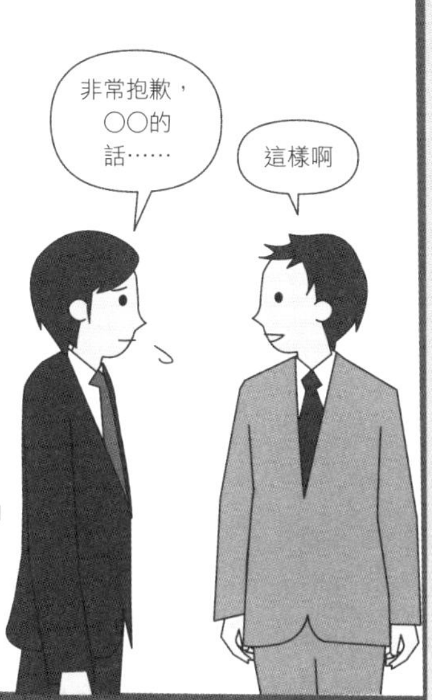

習慣 28

注意打扮，打起精神

裝扮是一種表現自我的方法，同時也是瞭解對方品味的工具。實驗證明，外觀會決定第一印象的大部分。

要打開衣櫃，檢查所有衣服。如果都是類似的顏色、款式，偶爾試著買不同的衣服或許也不錯。

也別忘了保養鞋子和包包。即使打扮美美，若是鞋子骯髒，等於是白忙一場，珍惜物品，精神上也會平靜下來。

捨棄不要物品的「斷捨離」也有效果。若是好幾年都沒使用的物品，就要擁有**把心一橫，丟棄的勇氣**。明快地視為消耗品丟棄，結果會發揮正面的作用。

心情會表現在裝扮上

有一種疾病叫做雙極性情感疾患（躁鬱症），反覆處於情緒亢奮的躁狀態和情緒低落的鬱狀態。這種患者的狀態能夠從服裝推斷出來。躁狀態會身穿色彩鮮艷的服裝，鬱狀態則會相反，變成樸素的素色服裝。

即使沒有這麼極端，**心情也會反映在裝扮上，而心情也會隨著裝扮改變**。

如果意識到自己因為每天的工作而感到疲累，打扮變得隨便，就要努力打扮得光鮮亮麗。

討厭週一的人，要穿上中意的衣服或色彩活潑的衣服去上班，隔天相反地搭配素雅的穿著，替心情增添高低起伏。

若是重新檢視所有衣服，心情也會改變

透過打扮，讓心情開朗的活動

- 週一挑選色彩明亮的中意衣服。
- 事先準備幾件配合時間、地點、場合的中意衣服，像是穿著素雅的日子、穿著休閒的衣服放鬆的日子等。
- 有時候要對衣物進行「斷捨離」。
- 不必拘泥於名牌。

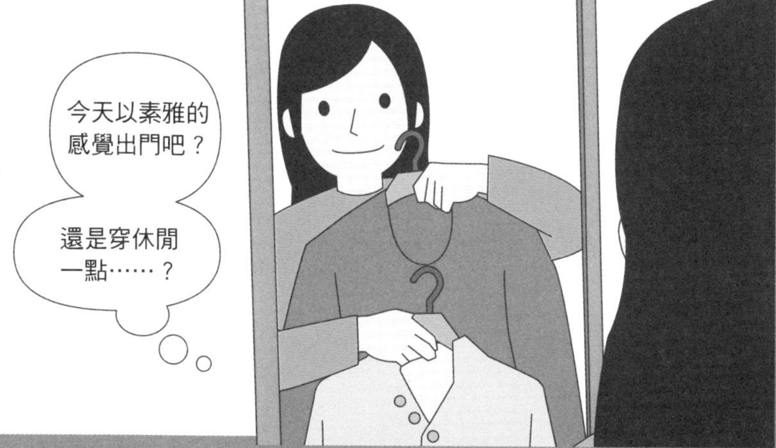

Doctor's Advice

除了購物之外，
也要整理衣服，保養鞋子和包包。
而有時候也別忘了捨棄。

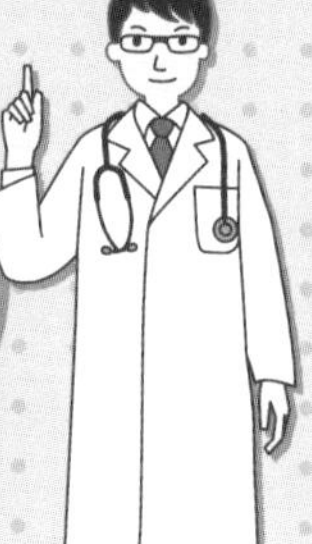

習慣 29

為了避免累積疲勞，要以日、週、月、年為單位，打造節奏

人和音樂一樣，節奏對人也很重要

工作能力強的人，往往會將工作的目標分成短期、中期、長期。擁有長期目標的同時，逐漸完成短期目標。同樣地，為了減輕精神的疲勞，應該無法編排短期、中期、長期的方案。要試著**以日、週、月、年為單位思考**。

若以日為單位，順著身體的生理時鐘的生活方式，是最不會疲勞的方法。**早上在固定時間起床，三餐正常，在固定的時間睡覺**。訣竅是盡量維持一定的節奏。

不過，依早鳥型或晚公鳥型而定，適合身體的節奏會有所不同。事先知道自己的活動力上下起伏的時段也很重要。

30～40多歲是調整為早鳥型的好機會。隨著

依期間重設的活動

以一天為單位

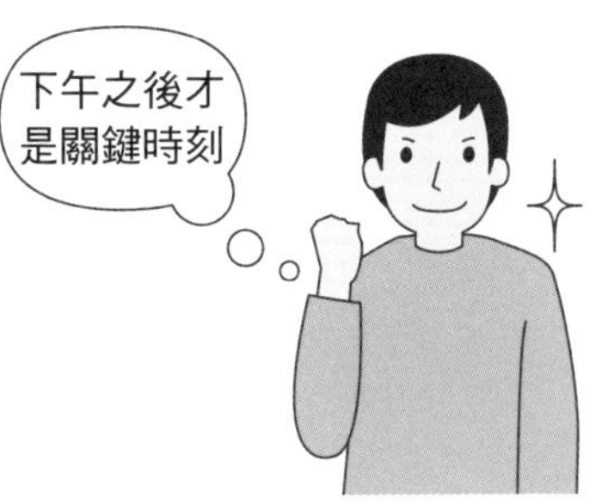

- 在固定的時間起床，在固定的時間睡覺。
- 事先知道自己的活動力上升的時段、下段的時段。

年齡增長，熬夜會變得越來越痛苦，正因如此，自然容易調整為早鳥型。

在日夜沒有區別的現代，許多輪班的工作盛行。有研究指出，值日班或夜班輪班工作的人，發生身心失調的機率較高。若能依序順延節奏，日班之後值準夜班，然後值夜班，負擔就會變輕。

一週當中，最累的一天要早點回家

以週為單位，是最方便思考的節奏。診療患者時，身體狀況和星期幾的關係各不相同。患者會說「週一是一週的開始，所以很痛苦」、「疲勞會在週三顯現」、「一接近週末就累得要命」等，真的五花八門。

對你而言，**心情最沉重、疲累的是星期幾呢？那一天要做好準備，早點回家**。也要若無其事地告訴身邊的人，這一天要早點回家。如果這變成職場不成文的規定，那就太好了。

醫學也對經前症候群束手無策

以月為單位，對於女性比較重要。也有不

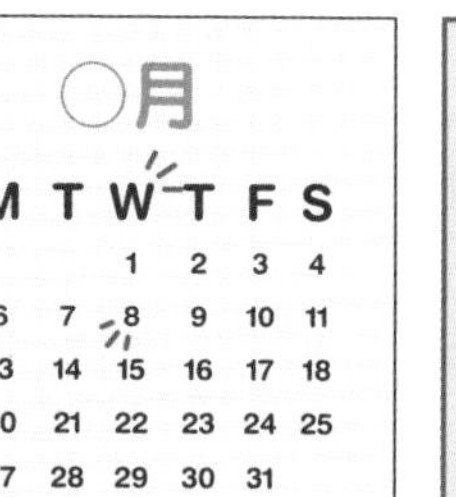

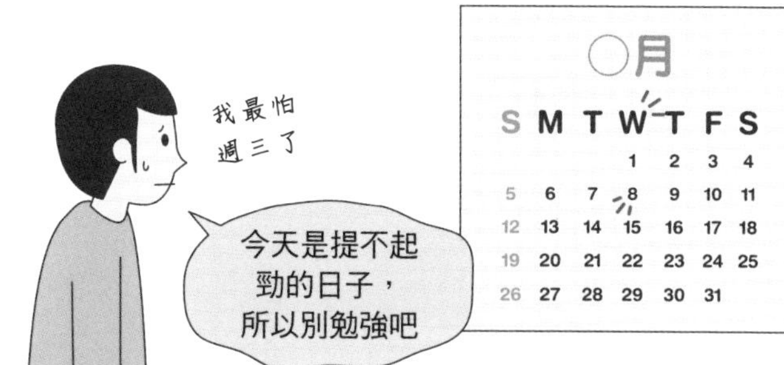

- 試知道狀況好的日子。
- 假日睡晚一點
- 疲累的日子不要勉強，早點回家休息。

少人因為月經的節奏，尤其是月經前的身體不適「經前症候群」而煩惱。黃體荷爾蒙的分泌量增加，使得焦躁、焦慮、倦怠、睡意變強。

也有荷爾蒙補充療法（Hormone Replacement Therapy）或服用中藥的療法，但現代醫學、東洋醫學如今仍無法完全控制月經。比起治療，配合月經節奏，管理行動比較實際，像是月經前減少預定行程等。

討厭的季節排假度過

商務人士、學生身心的從容，也會依一年的時期而出現差異。學生的「五月病」（譯註：日本大學新生於四月進大學，到了五月出現對新環境不適應的病狀總稱，俗稱「五月病」。）最為有名。

我負責的某位患者說：因為公司在6月決算，所以股東大會前的5、6月非常痛苦。負責人事的患者說：邁入明年春天之前的秋冬，很耗心神。總覺得3、4、5月，人事異動這種巨大

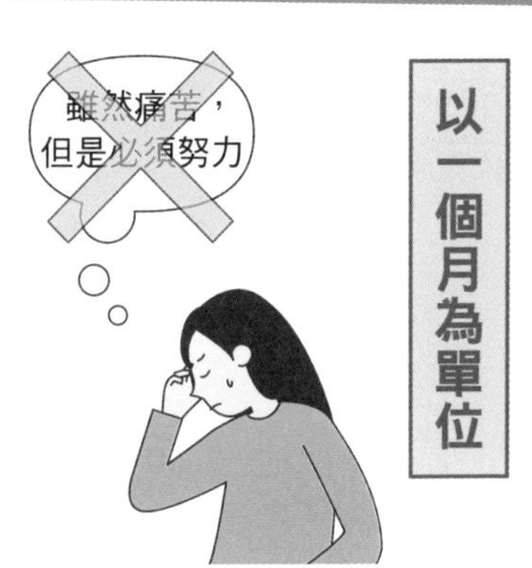

・女性在生理前，要避免勉強的行程。

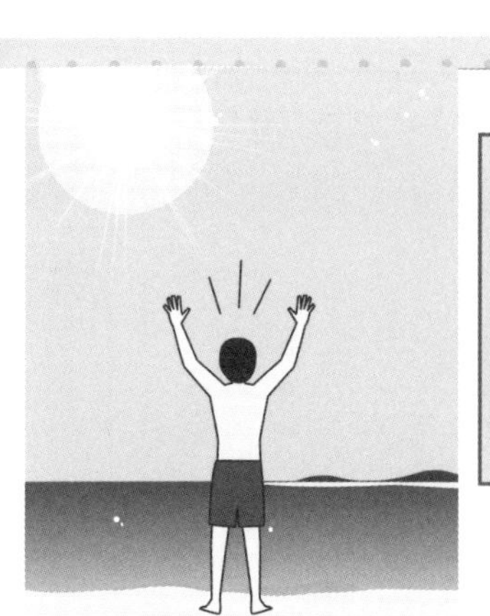

・要趁心有餘力時，計畫愉快的預定行程，排定長假。

的環境變化比較累人，但其實因人而異。

暑假等長假要排定預定行程，確保休假能盡量放鬆。**訣竅是在心有餘力的時期，決定休閒的內容。**否則的話，就會延後，沒有排定任何預定行程地邁入假期。

即使能夠控制一週的節奏，換作一年，就不太會意識到它的節奏。**請記得積極地享受喜歡的季節，閒悠地度過有點討厭的時期。**

要試著重新確認自己的日、週、月、年的節奏。

Doctor's Advice
思考假日的計畫，
也跟努力工作一樣重要。
※為了減輕精神的疲勞，要以短期、中期、長期編排方案。
・記得盡情享受喜歡的季節，
悠閒度過討厭的時期。

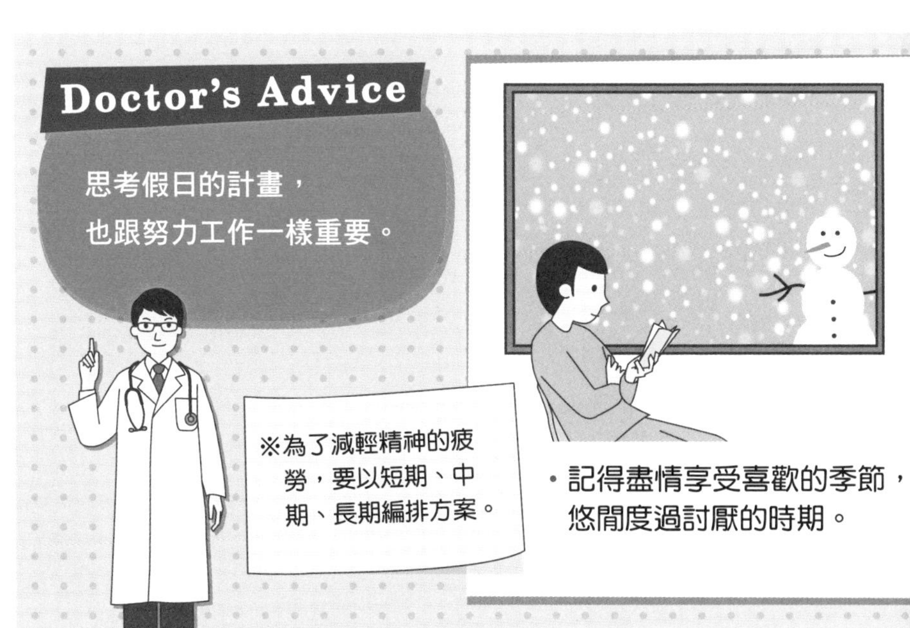

徹底消除疲勞專欄 3

交感神經和副交感神經就像是油門和煞車

再三出現於本書中的「交感神經」和「副交感神經」這兩個用語，應該也有許多人聽過。

白天的時段，活躍地活動身體時、身體因為重要的工作而緊繃時，交感神經在運作。和在運動時一樣，血壓上升、心跳加速，身體變成亢奮的狀態。因為腎上腺素和去甲腎上腺素這些神經傳導物質的作用，身體在做準備，因應「奮戰或逃跑」這種情況。

副交感神經和交感神經相反，是在晚上的時段放鬆時、用餐時、睡眠時運作的神經。（乙醯膽鹼（Acetylcholine）這種神經傳導物質作用，副交感神經活化。說到放鬆，會無條件地覺得它是好的神經系統，但若副交感神經占優勢地過度運作，血壓和血糖值會下降，呼吸也受到抑制，心跳變慢，反而失去平衡。

人們經常以汽車的油門和煞車之間的關係，比喻交感神經和副交感神經的運作。

如同油門和煞車，自律神經系統的運作是交感神經和副交感神經反覆接棒，控制身體，好讓我們能夠順暢地駕駛身體這輛汽車，不會發生車禍。

第4章

重設身心不適的 12個祕訣

不要小看倦怠、沒有食慾、睡不著

你是否忽略了小不適？

若是累積太多疲勞、壓力，身體就會出現異常。頭痛、腰痛、肩膀痠痛是容易發現的警訊。除此之外，還有：

- **容易感冒，一旦感冒就遲遲好不了**
- **便秘或腹瀉和腸胃不適**
- **心悸**
- **淺眠**

以上也是一種疲勞。

其中，**最麻煩的是倦怠感**。全身倦怠感的背後，常常潛藏著肝臟病或腎臟病等疾病，而憂鬱症也會伴隨倦怠感。

你的疲勞度幾分？

雖然無法以儀器客觀地測量疲勞的數值，但是有方法知道疲勞的狀態。

每一家醫院都一定會向患者確認的是，食慾和睡眠。你的食慾和睡眠有沒有問題呢？

窮於回答，或者心裡有底的人，疲勞的可能性就很高。請起碼1週傾聽1次自己的身體的聲音。

將「這週喝太多酒了」、「生活不規律」等察覺到的點，告訴家人，或者自己記錄下來。也可以參考習慣1中介紹的檢查表（11頁），試著以滿分5分，替自己的疲累度打分數。常常檢查很重要。

全身倦怠感、食慾、睡眠。起碼隨時注意這3點，是自我檢查的原則。

「疲勞」度檢查表

・滿分5分，你替這週的疲勞度打幾分？

1	2	3	4	5
精神奕奕地度過。	有點疲勞，但是晚上好好睡一覺，隔天就能恢復精神。	累積了1週的的疲勞，但是假日好好休息之後，疲勞就消除了。	即使休息，還是殘留了些許疲勞。	休假之後，還是相當疲勞。

・滿分5分，你替這週的食慾不振打幾分？

1	2	3	4	5
什麼都能吃得津津有味。	跟平常一樣進食。	如果是愛吃的食物就吃得下，但食慾有點減退。	如果是輕食就吃得下，但是沒什麼食慾。	沒有食慾。連愛吃的食物也不覺得好吃。

・滿分5分，你替這週的睡眠程度打幾分？

1	2	3	4	5
每天充分地睡7小時以上，早上起床神清氣爽。	睡眠時間短，但是能夠熟睡。	忙得要命，睡眠不足的日子超過3天。	平常日總是睡眠不足。	這週一直睡眠不足。

・滿分5分，你替容易感冒程度打幾分？

1	2	3	4	5
很少感冒。	偶爾感冒，但即使什麼也不做，幾天之後就會好。	偶爾感冒，但吃藥的話，幾天之後就會好。	比以前常感冒。	不但一年會感冒好幾次，而且要花好幾週以上才會好。

Doctor's Advice

問自己「你累嗎？」，
如果不能馬上回答「NO」，
就代表你累了。
要認真地考慮，讓自己休息。

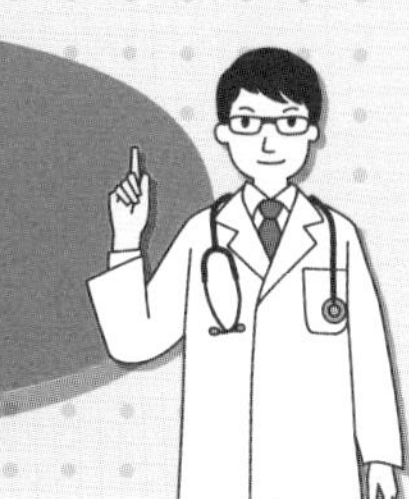

習慣
31

若是焦躁、缺乏專注力，就要懷疑是「精神的疲勞」

平常日忙碌，但是假日能夠放鬆。工作忙得不可開交，但也充分享受嗜好。即使帶孩子很辛苦，但還是常常覺得家庭很珍貴。這種人不用擔心。

相對地，**早上起床也提不起勁。對嗜好也興趣缺缺。缺乏專注力。馬上就感到焦躁。身體狀**況也不佳……這種人就要注意。吃得下但味如嚼蠟、睡得著但淺眠，這也是疲勞的警訊。

若是**疲勞感太強，就會不曉得自己很累**。於是，引發身心疾病。

如果口頭禪是「得更努力才行」，就要注意

現代充滿了令精神疲勞的事。顧客的要求越來越多，職場的人才、薪資、休假減少，工作和疲勞越積越多。除了身體疲勞之外，**怎麼做也做不完的工作和沒有回報的付出，會削減內心的能**量。

「疲勞感」、「倦怠」等身體的疲勞，常常是來自於精神的疲勞。這種時候，低喃「得更努力才行」反而會造成反效果。

身心密不可分，很難切割。要注意無法以維生素消除，去醫院檢查，**醫生**也說沒有異常的疲勞感、倦怠感。

所有人都有可能得憂鬱症

身心的疲勞中，最該注意的是「憂鬱症」。

精神的疲勞度檢查表

- [ ] 對事物幾乎不感興趣，無法樂在其中。
- [ ] 心情盪到谷底、變得憂鬱、變得絕望。
- [ ] 沒有動力，疲勞感持續。
- [ ] 難以入睡、睡到一半醒來、相反地睡太多。
- [ ] 不太有食慾，或者吃太多。
- [ ] 難以專注於看書、電視或網路等。
- [ ] 覺得自己是個沒用的人。
覺得對不起家人、職場。
- [ ] 說話方式或動作變得慢到令別人覺得奇怪。
或者經常變得焦躁，平靜不下來，不知所措。

Doctor's Advice

符合5項以上，
而且持續2週以上的話，
請找精神科、身心科醫師諮詢。

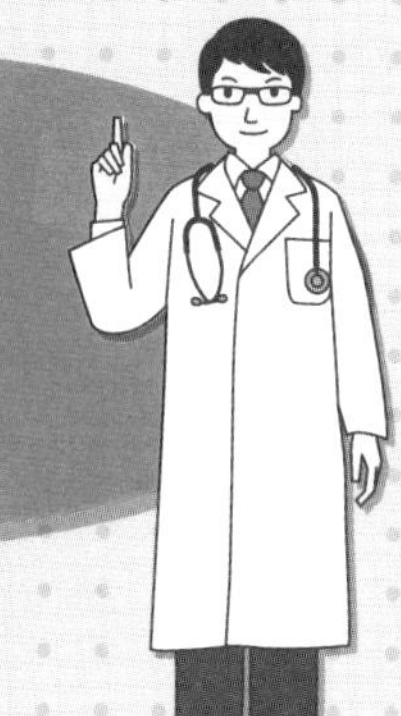

如果變得無法享受「喜愛的事」，就要調整生活步調

「懶得做」、「嫌麻煩」、「提不起勁」是黃色警訊

「最近，懶得做喜歡的事」的人，處於危險狀態。憂鬱症的兩大症狀之一，是「失去興趣、漠不關心」。美國精神醫學會的「DSM」這個診斷手冊中，將有「心情抑鬱」或「失去興趣、漠不關心」任何一個症狀，作為憂鬱症的診斷標準。

被人問：「你是否享受嗜好或感興趣的事？」回答「我忙得沒空享受……」的人，還不要緊。可是，「懶得做」、「嫌麻煩」、「提不起勁」的情況下，就必須注意。

調整生活步調、吃飯、走路、睡眠充足

覺得不如之前那麼享受喜歡的事的情況下，是否心有罣礙？假如有的話，就在紙上寫下來。**要以隨心所欲地畫畫的心情，試著在白紙上寫下來。**不必寫成條列式。

即使想不到特定的壓力，假如懶得動，假日也常常窩在家裡，就符合鬱狀態的症狀。初期的輕憂鬱的處方箋是，**調整生活步調、三餐正常、做快走或伸展等運動、沐浴晨光、睡眠充足等。**

對於猶豫要不要去的邀約，有時候也要擁有拒絕的勇氣。這種時候，和別人交談是一件痛苦的事。增加自己的時間，有助於調整生活步調。

最近連做喜歡的事
也不有趣

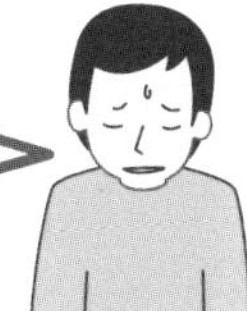

這種時候……

因應之道1

試著將焦慮和擔心的事寫在白紙上。只要試著將焦慮和令人煩躁的事移出自己的腦袋，狀況就會有所不同。

因應之道2

三餐正常。

因應之道3

睡眠充足，保持一定的生活步調。

因應之道4

打造快走或去健身房等運動的時間。

因應之道5

如果受到別人的邀約，猶豫要不要去，就予以拒絕，珍惜自己的時間。

Doctor's Advice

「懶得做」、「嫌麻煩」是不能忽略的警訊。
要將在意的事和生活習慣
寫在紙上，重新檢視，拾回精神奕奕的自己。

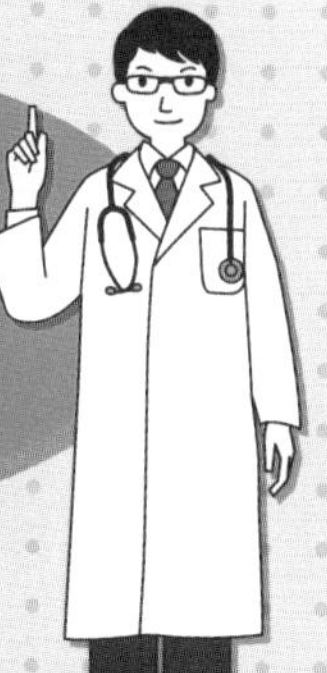

習慣 33

不要輕忽肩膀痠痛、腰痛

長時間採取同一個姿勢的可怕之處

長時間打電腦的白領工作，會苦了眼睛、肩膀和腰部。

即使沒有自覺到，但是常常肩膀痠痛。之所以連肩膀痠痛都沒有察覺，說不定是因為症狀更嚴重了。這種時候，也有可能是其他部位的負擔轉移到了肩膀。

若是輕忽地心想「不過是肩膀痠痛而已」，置之不理，從脖子到腰部的脊椎就會變形，上了年紀之後，說不定會令人痛苦。

脊椎從脖子連結至腰部。肩膀痠痛可能不只是肩膀，也對脖子和腰部造成了負擔。

最好盡量注意姿勢度日，但是心情低落或有壓力時，也容易變成彎腰駝背的姿勢。

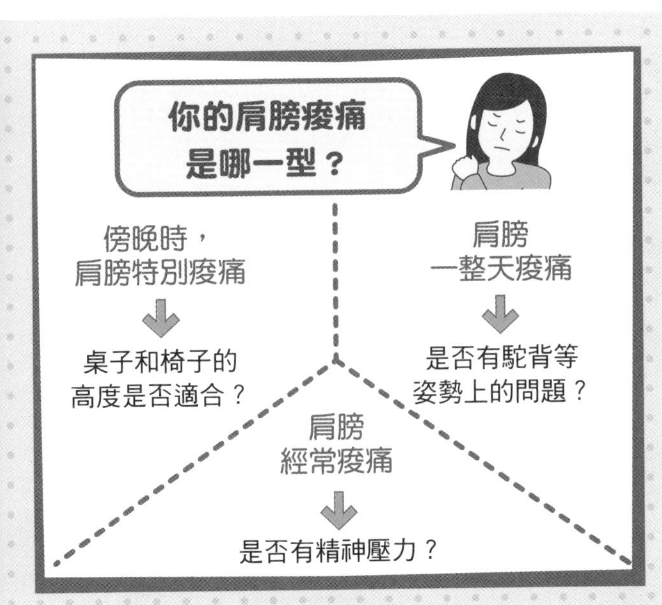

症狀只會出現在身體上的「憂鬱症」

最近，毫無意志消沉或心情低落等精神症狀，只出現頭痛和腰痛等身體症狀的憂鬱症越來越常見。**這種狀態叫做「身心症」（somatoform disorder）**。即使檢查，醫生也說沒有異常，但是處於身體不適好不了的痛苦狀態。

要打造能夠放鬆的時間，像是和合得來的朋友去吃飯、和家人去旅行、一個人悠閒地度過等。除了接受適當的治療和休息之外，不要過度思考身體不適的事，轉換心情很重要。

如果在意肩膀痠痛或腰痛，就要將一直坐著的時間切成較短的單位，增加走路的時間。據說90分鐘是人的時間循環的單位。**坐90分鐘之後，走15分鐘**。應該無法做到分秒不差，但是別忘了這個步調。

Doctor's Advice

如果覺得肩膀或腰部痠痛，就要試著走15分鐘。
訣竅是不要思考身體的事，走路時，思考不同的事。

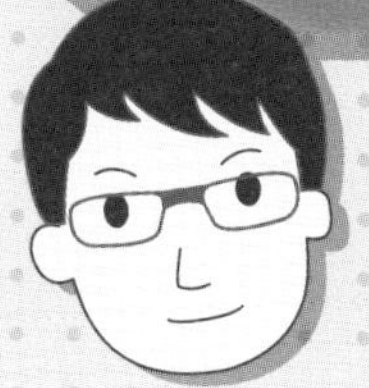

危險的腰痛檢查表

- ☐ 靜止不動也會痛。
- ☐ 痛得無法翻身。
- ☐ 腳底沒有感覺。麻痺。使不上力。
- ☐ 無法好好走路。
- ☐ 無法順暢排尿或排便。

※假如有這種腰痛，請找整形外科醫師諮詢。

習慣 34

別小看「常有的頭痛」

如何區分緊張型頭痛和偏頭痛

不少人為了頭痛所苦，常見的是頭像是被人用力勒緊般的疼痛，經常伴隨肩膀痠痛的「緊張型頭痛」，會產生像是頭被頭巾勒緊般的強烈疼痛。

除了肩膀痠痛之外，嘔吐感強烈、天氣不好的日子一定會疼痛、頭痛之前會看到奇妙的光等，如果有這類的症狀，就該懷疑是「偏頭痛」。

偏頭痛的機制和其他的頭痛不同，治療藥物不一樣。因此，區分頭痛的類型很重要，因為能夠清楚區別的檢查很少，所以去看治療頭痛症狀的經驗和知識豐富的醫生，是最快的捷徑。

最好馬上去看醫生的恐怖頭痛是？

偏頭痛或緊張型頭痛不會要人命，危險的是**蜘蛛膜下出血和腦瘤**。前者是血液累積在形成於血管的腦動脈瘤，像氣球破裂一樣出血。大多會陷入昏睡狀態，症狀輕微的情況下，患者也可能會走路來醫院，檢查發現出血。

腦瘤也容易在早上引發伴隨嘔吐感的頭痛。此外，依腫瘤形成的地方而定，也會有說不出話來、視野的一半變得看不見、突然痴呆等症狀。

也有可能是憂鬱症。憂鬱症的診斷標準中，有一項是「原因不明的身體不適」，頭痛也是其中之一。

緊張型頭痛

像是被勒緊般的疼痛

↓

緩和肌肉緊繃的藥

特徵

- □ 後頭部、兩側的側頭部像是被勒緊。
- □ 一個月反覆數次。
- □ 容易和肩膀痠痛一起發生。
- □ 即使運動也不會惡化。
- □ 並非無法忍耐。

偏頭痛

像脈搏跳動般一陣一陣的抽痛

↓

使血管收縮的藥

特徵

- □ 伴隨嘔吐感。
- □ 痛起來之前，會看見光，或著變得對光過敏。
- □ 可能會在意氣味。
- □ 受到天氣影響。
- □ 若睡過頭就會惡化。

Doctor's Advice

如果覺得頭痛「和平常不一樣」，像是有嘔吐感、比平常更痛許多等，就要去看對頭痛專精的醫生。

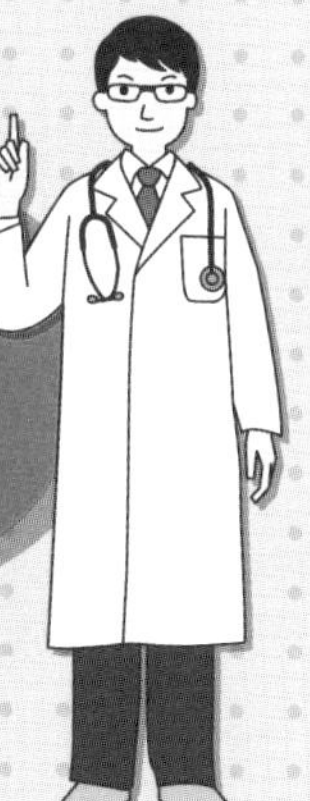

習慣

35 如果視野模糊，就要看遠方的景色

要注意科技壓力症候群（technostress syndrome）

「科技壓力」是指，過度適應或無法適應電腦等，產生身心的問題。1984年，美國的心理學家——克雷格・布拉德（Craig Brod）命名。在日本，於職場引進電腦的1990年代中期，成城墨岡診所的墨岡孝醫生提出「科技壓力症候群」，引發大眾的關注。

VDT（Visual Display Terminal）症候群，是科技壓力症候群之一。長時間看電腦螢幕等，對身心造成影響，引發視野模糊、乾眼症、肩膀痠痛、脖子和腰部疼痛等。若是惡化，有時候也會變得抑鬱，像是食慾不振、一面向螢幕就感到焦慮或心情低落等。

電子時代的科技壓力因應之道

現代的科技壓力不同於1990年代的點在於影像技術的進步。3D電影等也很受歡迎，但令人擔心的是，視覺刺激變得過度強烈。

為了不讓眼睛疲勞，**每使用電腦1小時要休息10分鐘、稍微做一點體操、進行看遠方景色的「望遠訓練」**。如果一定要持續盯著螢幕，就要**刻意增加眨眼的次數**。

眼睛疲勞不只會傷害身體，也會傷害大腦。

不輸給科技壓力的重設活動

使用電腦時，每1小時要休息10分鐘，稍微做一點體操。

Point 不要長時間盯著螢幕。

1天看遠方的景色10分鐘。

Point 除了盯著手邊之外，也要看遠方的景色。

盯著螢幕時，要刻意增加眨眼的次數。

Point 比平常眨眼的次數多一倍，打造閉眼的瞬間。也對預防乾眼症有效果。

在電腦、智慧型手機螢幕貼上濾藍光護眼螢幕保護貼。使用採用刺激較小的電子紙等的機器。

Point 下一番工夫，減少對眼睛的刺激。

也要隨身攜帶雜誌或書等紙本，不要只看數位螢幕。

Point 以傳統的方法，體恤眼睛。

Doctor's Advice

科技壓力不但會對眼睛造成負擔，也會對身心造成負擔。為了體恤眼睛，也要適度地使用傳統的方法。

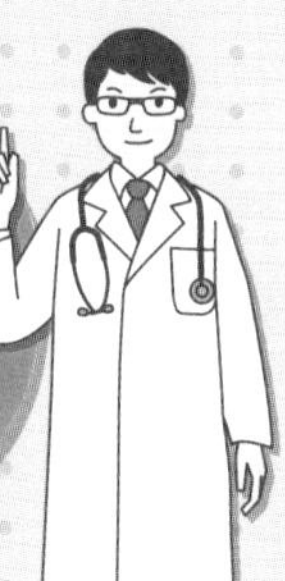

巧妙地補充水分，消除疲勞

人需要的水分量是多少？

成人一天所需的水分約2公升。喝水或飲料等液體所攝取的水分是**1.4**公升，約相當於一天所需水分的**7**成。

做運動等流汗之後，必須補充水分，但即使不覺得流了汗，身體的水分也會蒸發。若是因為沒有流汗就不攝取水分，身體的水分就會流失，鈉和鉀失衡，產生脫水症狀。假如恍惚或頭暈，就要注意。

有點脫水時，要喝含鈉的運動飲料。人的身體需要適度的鹽分＝鈉。光喝水，相對地會稀釋鹽分。

焦慮時要攝取水分

人若是因為焦慮而緊張，交感神經就會變得活躍而流汗，或者難以分泌唾液而口渴。被迫感到緊張時，**一定要補充水分**。

水含有鈣和鎂的量，會依「硬度」而改變。含有量多、硬度高的水稱為硬水，硬度低的水稱為軟水。鈣和鎂具有緩和焦慮的效果，所以硬水比較好。

就寢前要攝取一杯左右不含咖啡因的水分。睡眠時，水分也會不斷地從身體流失。酒精具有利尿作用，所以飲酒後更需要水分。

以飲料重設身體的訣竅

訣竅1 **流汗之後，要喝含鈉的運動飲料。**

訣竅2 **以硬水緩和焦慮。**

訣竅3 **睡覺前喝一杯水，獲得熟睡。**

訣竅4 **在緊張的場合中，要補充水分。**

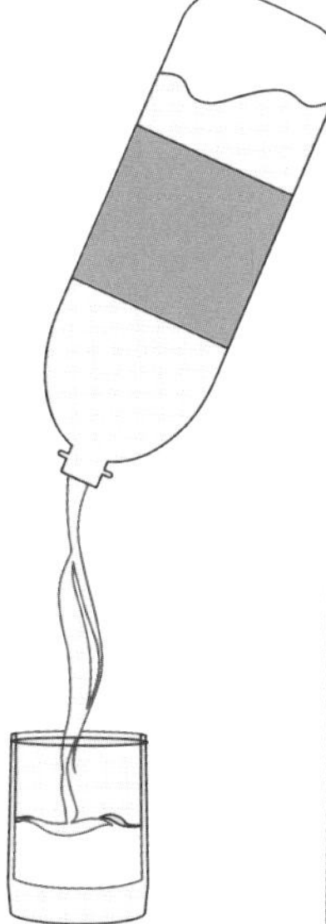

礦泉水的挑選方法

成分會依品牌而有所不同，不要依心情挑選，而是事先決定平常喝的水。重點是知道硬水、軟水的特徵，挑選適合自己的水。

硬水

富含礦物質，建議在運動後補充礦物質、孕婦補充鈣、消除便秘、減肥時喝。

軟水

硬水若是喝太多，就會容易拉肚子，所以腸胃弱的人，建議喝軟水。

Doctor's Advice

成人一天所需的水為2公升。

為了避免脫水，要記得留心喝「好水」。

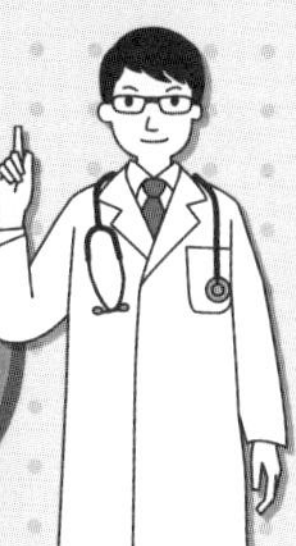

習慣

37 要吃豬肉、豆類、牡蠣、薑……等消除疲勞的食材，且吃八分飽

攝取維生素B_1、葉酸、牛磺酸（Taurine）

電視廣告的食品種類會受到時代的影響，但營養飲料則和流行無關。人希望提起精神、消除疲勞、強身健體等，人的願望或許古今皆然。

我如果說「營養飲料的成分來自不易疲勞的食材」，你也許會覺得無聊。不過，從每天的飲食中充分攝取那些成分，對身體很重要。

維生素B群，尤其是維生素B_1、葉酸具有消除疲勞的效果，是眾所皆知的事實。具體而言，它們富含於豬肉、豆類。牡蠣和貝甘等所含的牛磺酸也是為人熟知的消除疲勞物質。

骨頭也很重要。如果支撐身體的骨架脆弱，疲勞也會變得嚴重。要使骨頭強壯，光是鈣並不足夠，還需要維生素D。若是維生素D不足，就無法好好將鈣合成為骨頭。維生素D富含於豬肝等。

BMI最好是22.5～25

脂肪在健康層面完全被視為不好的，但是根據最新的研究結果，**有某種程度的脂肪量比較健康**。

BMI是表示肥胖度的指數；將「體重（公斤）」除以「身高（公尺）的平方」。

BMI越高，肥胖度越高，BMI在22.5～25左右剛好，但高於或低於這個範圍，死亡率會上升的研究結果於２００９年發表於具有國際權威的醫學雜誌《The Lancet》。這是基於90萬人的調查、值得信賴的數據。太瘦在健康上也不好。

重設容易疲勞體質的營養素和食材

維生素B_1

作用

消除疲勞

富含的食材

豬肉、豆類、鱈魚子

葉酸

作用

新生細胞和紅血球

富含的食材

豬肝、豆類、鰻魚、海苔

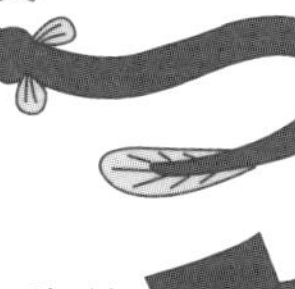

牛磺酸

作用

消除疲勞

富含的食材

牡蠣、甘貝、蠑螺

維生素D

作用 有助於將鈣合成為骨頭

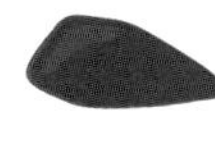

富含的食材

豬肝、沙丁魚、木耳

辣椒素（Capsaicin）

作用 提高體溫、促進新陳代謝

富含的食材

辣椒、豆瓣醬、辣油、辣椒醬等使用辣椒的調味料

色胺酸（Tryptophan）

作用 合成血清素

富含的食材

豆類、鰹魚片、海苔、腰果

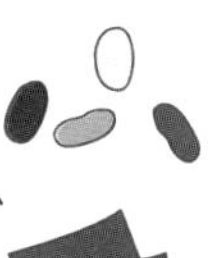

脂肪（但要適量）

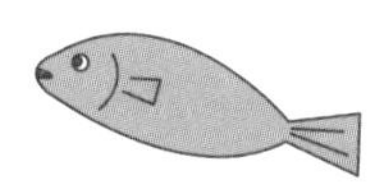

作用 控制血壓、體溫、肌肉的作用、儲存體內的能量等

富含的食材 植物油、肉類、魚類等

以辣椒和薑提高體溫

改善睡眠品質的飲食，也可以說是打造不易疲勞體質的飲食。

睡覺前提高體溫，具有幫助入睡的效果，所以特別建議手腳冰冷的女性食用辣椒等含有辣椒素的食材、提高體溫的薑等。

做劇烈的運動時，要多攝取麵類等碳水化合物。蛋白質是製造肌肉的能量來源。儘管想減重，我也不贊成完全不吃肉。

攝取豆類的色胺酸，不易疲勞

經常因為血清素不足，而覺得疲勞嚴重了10倍。血清素是由必須胺基酸——色胺酸所合成。

含有最多色胺酸的食材是豆類。其中，日本人常食用的應該是大豆。除了水煮之外，將豆類加入沙拉，就能方便日常性地食用大豆。豆腐也是富含色胺酸的優質食品。

飲食均衡最好，但是知道各種營養素的特徵也有益無害。身體是由日常的飲食所打造，所以要注重營養素，食補更甚於藥補。

不要依賴醫生，而是自己注意健康。

「吃太飽」的飲食方式會導致老化

最後，要介紹比起注意維生素和脂肪等，更重要且容易實踐的事。

就是不要吃太飽。

吃太飽之前停止用餐，吃到七～八分飽就好，對於打造不易疲勞的體質也很重要。經由猴子的實驗，發現了一個令人震驚的事實。一直吃到太飽的猴子，比起吃七分飽的猴子，明顯老化了。**吃太飽的飲食習慣會加速老化**。

每天吃太飽的人，從今天開始也不遲，要在吃太飽之前停止用餐。如果吃七分飽不滿足，吃八分飽也無妨。

睡覺前3小時吃八分飽，有助於熟睡。這是有效且最不花錢的抗老化方法。

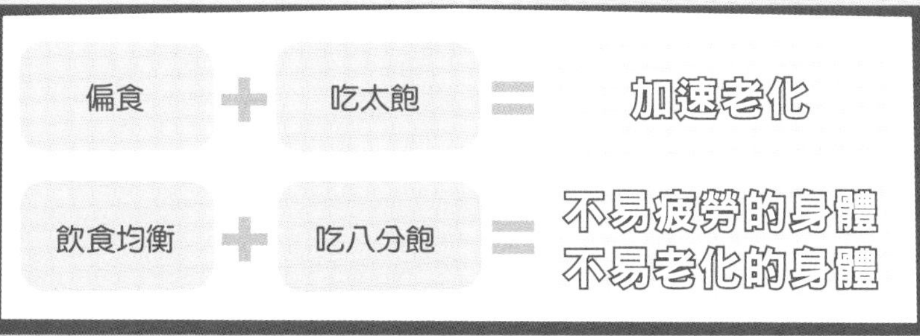

Doctor's Advice

要將含有打造不易疲勞身體的營養素，
均衡地納入飲食。
「吃八分飽」具有預防疾病和
抗老化的效果。

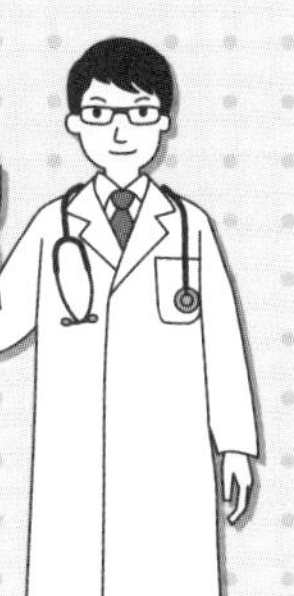

透過腸胃的狀況，察覺精神的狀況

壓力引發的腸躁症

明明出家門時好端端的，隨著接近公司，腸胃的狀況越來越糟。這種「腸躁症」的人好像比想像中更多。腸胃不適有好幾種，像是腹痛、腹瀉、便秘、脹氣等，即使到內科檢查也檢查不出異常時，就會被診斷為腸躁症。

腸胃是容易受到精神壓力影響的臟器。過勞或壓力也可能是腸躁症的主要原因。

以腸胃的特效藥和生活習慣檢查表治療

腸躁症的特效藥是，抑制腸道的血清素作用的雷莫司瓊（Ramosetron）這款處方藥。對於經常腹瀉的人有效。壓力物質——血清素幾乎都存在小腸，而不是大腦。一旦**腸道的血清素作用增強，就會造成腹瀉**。不過，女性會強烈地出現雷莫司瓊的副作用，所以醫生也經常針對腸躁症，開立聚卡波非鈣（Polycarbophil Calcium）這款處方藥。它具有吸收糞便水分的作用；是男女都適用的藥。除此之外，以調整消化管動作的藥、抗焦慮藥等鎮靜劑、中藥治療為主。

除了藥之外，重新檢視飲食生活，管理壓力，像是**告訴別人焦慮和煩惱、和討厭的人保持距離、試著重新檢視自己的思考方式等**，也很重要。**即使自己覺得不要緊，腸胃卻在發出SOS**的情況也並不罕見。

何謂腸躁症？

主要是因為壓力，導致反覆腹瀉、便秘和腹痛等的疾患。頻繁地發生在上班、上學的路上腹痛，或重要的考試、會議前拉肚子等症狀。

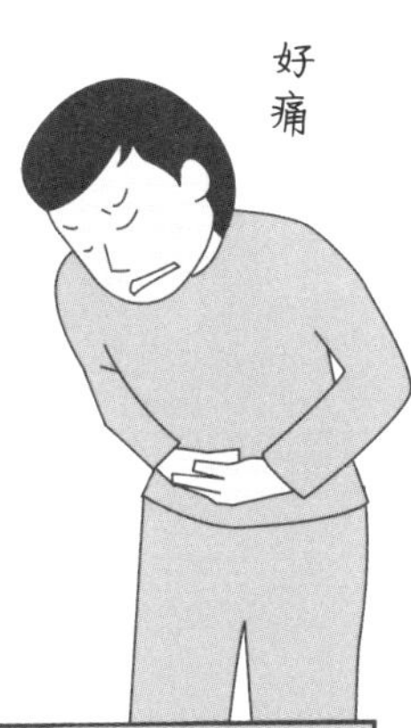

主要症狀

腹痛、腹瀉、便秘、覺得腹脹、脹氣、殘便感等。除了腸胃的症狀之外，有時也會伴隨失眠、焦慮、頭痛、肩膀痠痛、嘔吐感、食慾不振等症狀。

假如覺得可能是腸躁症……

- 請醫生診斷，男性請醫生開立雷莫司瓊或聚卡波非鈣、女性請醫生開立聚卡波非鈣或中藥。
- 重新檢視飲食生活和睡眠等生活習慣。
- 管理工作和家庭等的壓力。

Doctor's Advice

腸躁症能夠有效地以藥治療。
如果不確定是不是腸躁症，
請不要遲疑，試著找醫生諮詢。

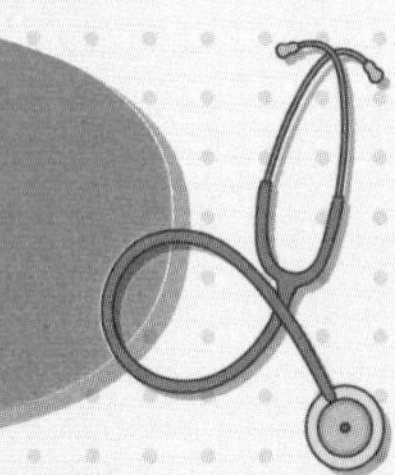

習慣

39

使用鰹魚片，控制食慾

「暴食」型的憂鬱症越來越多

從前一旦得了憂鬱症，一般都是食量減退，開始變瘦，但是最近受到「暴食」所苦的患者越來越多。憂鬱症中，也有非典型憂鬱症，所謂的「新型憂鬱症」，會出現暴食症狀。此外，從前厭食症也大多是過度限制飲食，但是最近大吃大喝之後，自己催吐的人越來越多。

即使不是疾病，你是否也經常一旦有不順心的事，就吃零食呢？人越是這種時候，越想吃甜食或油膩的食物。

因為壓力而暴食的特徵和因應之道

壓力造成的暴食有3個特徵。

首先，受到強烈的飢餓感侵襲，無法自我控制。第二個是非常地想吃自己認為「吃了一

控制食慾的重設活動

活動1

- **掌握防止吃太多的基本原則。**

※不要把零食放在手邊。
※只隨身攜帶口香糖或無糖口含錠。
※肚子餓時，不要去超市或便利商店。

活動2

- **使用鰹魚片，吃晚餐。**

定會胖」，像是甜食等，所有正在禁止自己吃的食物。第三個是伴隨焦慮、憤怒、失望等負面情緒。

暴食的背後，潛隱著人不穩定的心理。

精神的穩定和食慾密切相關。

食慾和腦內的各種化學物質有關。雖然解釋壓力和暴食之間的關係的科學理論尚未確立，但應該有許多人想先設法處理「吃太多」這個問題。以下介紹3個暴食的因應之道。

從「沒來由地吃了」進展到「即使知道會吃太多，還是停止不了」，無法好好控制食慾的背後，也潛藏著寂寞和焦慮。

最重要的是，拾回原來的自己和平靜。

※以大量的鰹魚片熬煮高湯，以香味刺激飽足中樞。

※用於凍豆腐、土佐煮*等菜肴。

活動3

- **1天要設定30分鐘，「吃也無妨的時間」。**

※不過，要決定「吃的東西僅限於放在袋子或盒子裡的食物」。

※過了設定的時間之後，即使其中還有食物，也要直接連袋或連盒丟棄。

Doctor's Advice

為了減輕造成暴食的壓力，也要重新檢視睡眠、運動等生活習慣。

*（以鰹魚、醬油煮製的料理）

以有益大腦的食物，替精神升級

以大腦食物促進健康，獲得精神的穩定

對於大腦而言，理想的是均衡且適量地飲食。在此，介紹有益大腦，人稱「大腦食物」的物質。

豬肝、肉和蛋黃所含的膽鹼（Choline），是乙醯膽鹼（Acetylcholine）這種物質的來源，對於記憶和學習很重要。阿茲海默型失智症也是乙醯膽鹼減少所導致的疾病。

有研究報告指出，鮪魚的眼珠所含的DHA（二十二碳六烯酸；Docosahexaenoic acid）、咖哩的材料——薑黃所含的薑黃素（Turmeric），也會對大腦的海馬迴發揮作用，提升記憶能力。咖哩和薑黃茶有益大腦。

綠茶、紅酒和巧克力所含的類黃酮（Flavonoids；一種多酚）具有預防腦梗塞的效果。不過，偏頭痛的人會因為多酚而惡化，所以必須注意。

魚、豬肝、貝、海苔所富含的維生素B_1也會使神經機能正常運作，所以是對大腦重要的營養素。

要使精神穩定，血清素很重要

除了記憶力之外，能夠獲得精神穩定的食物也很重要。

由胺基酸製造的血清素、色胺酸和精神穩定有關，所以富含色胺酸的飲食，可說是有益大腦。具體而言，是大豆類和香蕉。這些是有益身體健康和美容的食材。此外，大豆也含有會發揮類似女性荷爾蒙作用的大豆異黃酮（Soy

Isoflavone），具有減少中性脂肪，預防高血壓的作用。要花心思煮味噌湯和豆腐料理等菜肴，積極地食用。

以青魚的力量擊退憂鬱

沙丁魚、青花魚、竹筴魚等青魚，也是最強的食材。國際上逐漸認同，這些所含的**Omega 3**脂肪酸能夠有效預防和治療憂鬱症。

相對地，**油膩的食物、高鹽分、甜食對於健康而言，是「多餘三兄弟」**。這些容易引發動脈硬化，也會使大腦的動脈變硬，結果使得養分無法遍及大腦的各個角落。雖然不會突然得失智症，但是大多會引發負面變化，像是變得抑鬱；個性變得頑固、易怒等。

不要不當作一回事，以為「反正我還年輕」，要從今天起重新檢視飲食生活。

有益大腦和精神的食物／食譜

食譜1 什錦大豆

推薦重點 大豆類是含有色胺酸的健康食材。不過，不可以偏食，光吃豆類。

做法

材料（約4人份）：水煮大豆約120g，牛蒡、紅蘿蔔各100g，香菇4～5朵，泡過水的昆布適量，水400ml，砂糖、醬油、酒、高湯粉、味醂各適量。

①蔬菜和昆布配合大豆大小切，和水、高湯一起放入鍋內，開中火。

②清除浮渣、蔬菜煮熟之後，加入調味料。

③加入大豆，蓋上內蓋，繼續燉煮到湯汁剩下1/3為止。

- **其他能夠攝取到色胺酸的食材**

香蕉、堅果類、肉類、鱈魚子等。

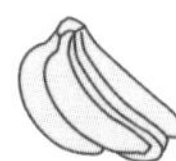

食譜 4 法式香煎青魚

推薦重點 國際上逐漸認同，青魚所含的Omega 3脂肪酸能夠有效治療和預防憂鬱症。
直接煎會流失脂肪，所以建議裹上麵粉用奶油煎，或者燉煮。

做法

材料（4人份）：青花魚或劍旗魚等4塊，麵粉、胡椒鹽、奶油適量。
①將胡椒鹽撒在魚上，裹上麵粉。
②將奶油放入平底鍋熔化，煎○1的魚。

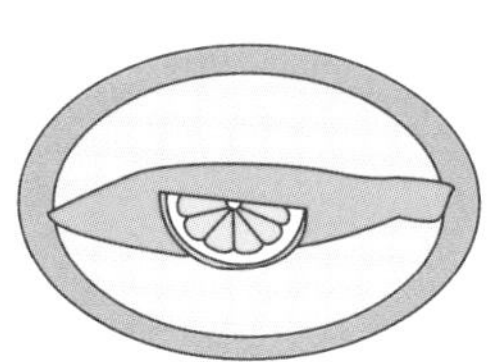

• 其他能夠攝取到Omega 3脂肪酸的食材
亞麻仁油、紫蘇油、核桃等。

食譜 5 摩卡咖啡

推薦重點 咖啡和可可亞所含的類黃酮（一種多酚）具有抗氧化作用，除了去除有害的活性碳之外，還具有預防動脈硬化的效果。

做法

材料（1人份）：濾滴式咖啡1杯份，熱水、純可可亞、牛奶、砂糖適量。
①將熱水注入萃取式咖啡，然後倒進咖啡杯。
②將適量的可可亞和牛奶加入①，充分攪拌。加入砂糖調味。

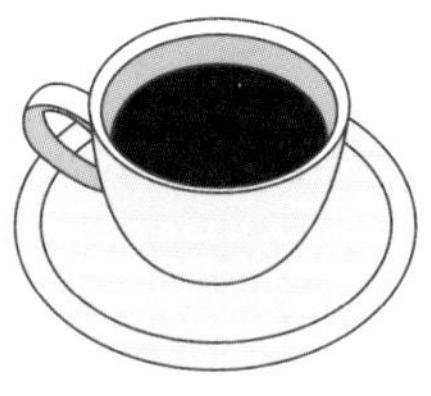

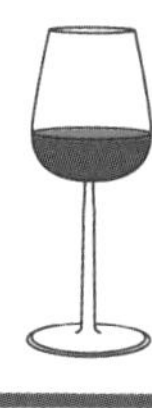

• 其他能夠攝取到類黃酮的食材
綠茶、紅酒、藍莓、大豆等。

有益大腦和精神的食物／食譜

食譜2 含大量大豆的印度咖哩

推薦重點 咖哩塊的材料之一——薑黃所含的薑黃素會對掌管記憶力的大腦海馬迴發揮正面作用。大豆也富含薑黃素。

做法

材料（約4人份）：市售的咖哩塊半盒，豬絞肉300g，紅蘿蔔3分之1根，中型洋蔥1顆，水煮大豆200g，沙拉油、水適量。

①將沙拉油倒入鍋內，炒切成適當大小的蔬菜類、絞肉。

②將大豆連湯汁倒入鍋內，掰開咖哩塊放入。

③加入足以溶化咖哩塊的水熬煮。

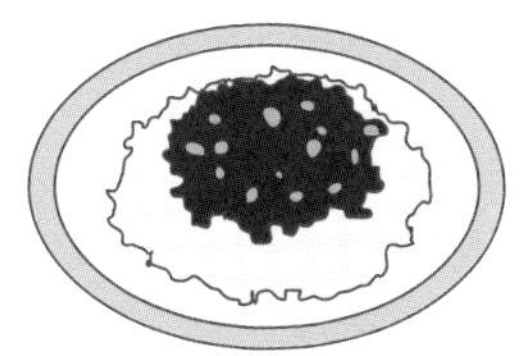

・其他能夠攝取到薑黃素的食材

薑黃茶、薑黃粉等。

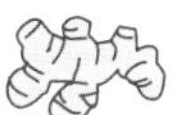

食譜3 韭菜炒豬肝

推薦重點 豬肝富含形成提升記憶力的乙醯膽鹼的膽鹼和維生素類。

做法

材料（4人份）：豬肝400g，韭菜1把，豆芽菜、青椒、高麗菜、胡蘿蔔等適量，酒、醬油、薑末、太白粉、蠔油、豆瓣醬、牛奶各適量。

①將切片的豬肝泡在牛奶中5分鐘，去除腥味。稍微沖洗，醃漬在混合酒、醬油、薑末的醬汁中10分鐘。

②將太白粉加入①揉合，將油倒入平底鍋中，煎①。

③從平底鍋取出豬肝，炒切成適當大小的蔬菜類。將豬肝回鍋，以蠔味、豆瓣醬調味。

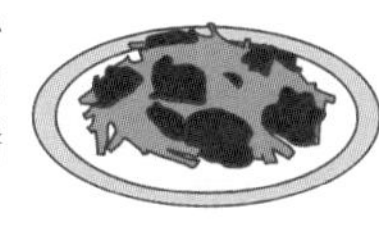

・其他能夠攝取到膽鹼的食材

雞蛋、大豆、牛肉、豬肉、地瓜等。

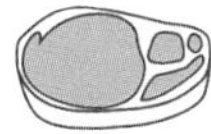

習慣 41

不要依賴保健食品，記得飲食均衡

即使是有益健康的食品，也要注意別吃太多

即使是電視或雜誌上提倡有益健康的食材，也要注意自己健康上的問題，納入飲食中。

舉例來說，紅酒等所含的多酚，它以具有預防動脈硬化的效果為人熟知，但是偏頭痛的人不能喝，因為它會擴張血管，使疼痛加劇。

低熱量且健康的日本料理低脂、低糖，有助於防止肥胖，但是鹽分偏高，會提高高血壓的風險。

「偏食」反而危險

一旦血清素減少，抑鬱、焦慮就會加劇。本書中也提到，大豆富含製造血清素的色胺酸這種胺基酸，有助於改善憂鬱和失眠。雖然是推薦的食材，但若是偏食、食用太多，蛋白質和熱量過剩可能會導致痛風或肥胖。

具有促進新陳代謝的效果、受人歡迎的辣椒成分——辣椒素也依體質而定，可能引發腹瀉。

胺基酸飲料若是喝太多，也會攝取過多糖分，造成肥胖。

太過局限於一種食材或特定的健康法，只實踐那種方法，反而會引發意想不到的疾病。

要掌握自己的診療結果和身體狀況，思考均衡且適合自己的飲食，持之以恆。

消除疲勞的飲食重點

每天吃肉、蔬菜、魚、水果。

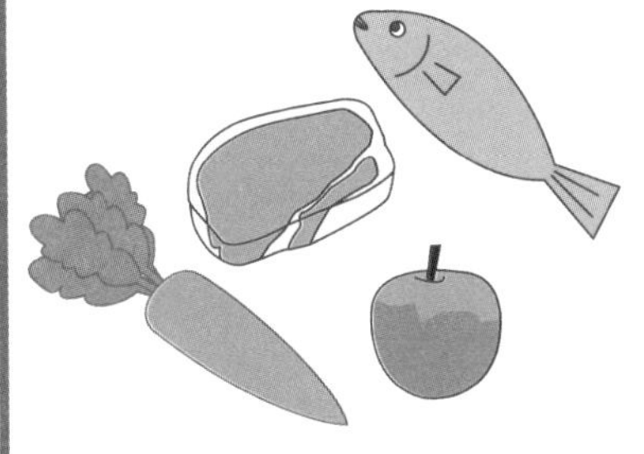

不要光吃冷食，也要吃熱食。

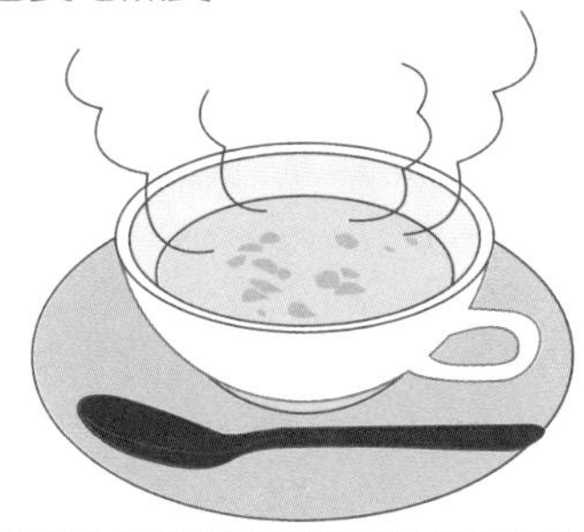

日本料理、西餐、民族風味餐……等。
自己喜歡就好，不要偏食某一種。

昨天吃日本料理，
所以今天吃西餐吧！

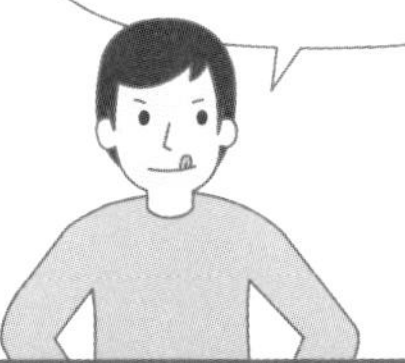

保健食品也很重要，但不要過度依賴。
要從食物攝取主要營養素。

保健食品
食物

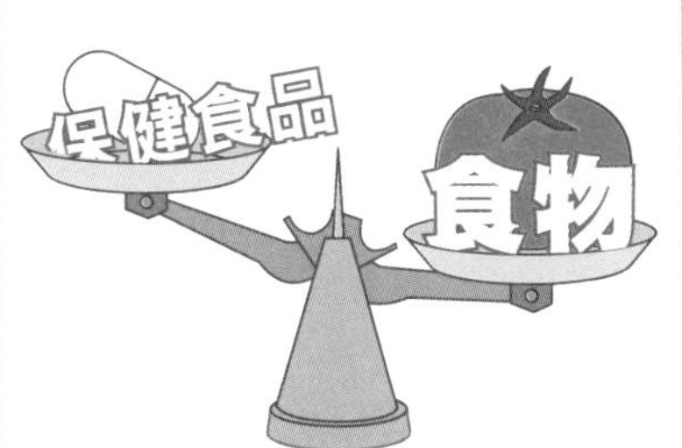

Doctor's Advice

即使是有名的健康食品，
也可能對人有害。
要檢查自己會不會過敏或有沒有宿疾。

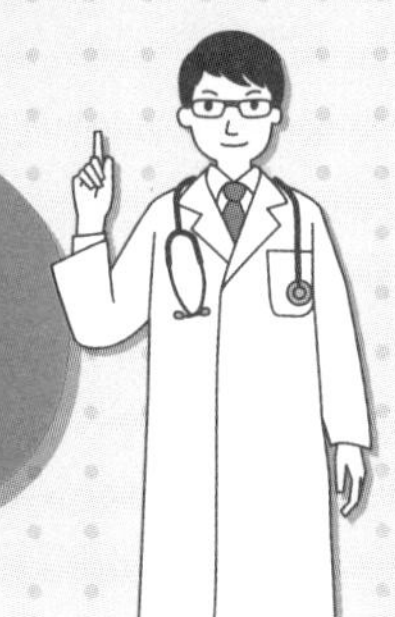

後記

看完本書，你感覺如何？

不要一下子就挑戰高難度的事，不妨試著開始嘗試新的小習慣，避免將今天的疲勞留到明天。

如今的社會已不同於朝向經濟不斷成長、明天一定會比今天更好的未來邁進，繃緊神經工作的時代。

即使努力工作，也很難切身感覺到明天會更好。

明明沒有成就感，但是每天只是瞎忙。

我身為精神科醫師，在工作場合中，看到了許多人因為沒有回報的每一天而累積疲勞，累得不成人形。

面對精神的疲勞，要在怎樣的場合中如何思考、如何行動、如何和身邊的人溝通才好呢？

面對身體的疲勞，平常要如何活動身體、透過怎樣的呼吸和伸展，能夠獲得更佳的睡眠、能夠不留下疲勞，克服忙碌的每一天呢？

我基於醫學的研究成果，具體而微且淺顯易懂地彙整了那些內容。

即使無法馬上改變生活和習慣也無妨。請一面心想「有這種做法、如果能夠像這樣度過每一天，說不定就能重設累積的疲勞」，一面閱讀本書，將本書當作身心的安全網般放在手邊，隨時挑著讀想到的地方。

許多人正因為拚命、努力，所以才會筋疲力盡，請更加珍惜自己，將疲勞變成好朋友，放鬆身心，拾回邁向明天的活力。

自治醫科大學精神醫學課講師
西多昌規　二〇一四年二月

國家圖書館出版品預行編目資料

圖解完全消除疲勞法／西多昌規著；張智淵譯——
初版——臺北市：大田，民2016. 01
面；　公分.——（Creative；085）
ISBN 978-986-179-430-3（平裝）

411.1　　104022715

Creative 085

圖解完全消除疲勞法

西多昌規◎著 張智淵◎譯

出版者：大田出版有限公司
台北市10445中山區中山北路二段26巷2號2樓
E-mail：titan3@ms22.hinet.net
http：//www.titan3.com.tw
編輯部專線（02）25621383　傳眞（02）25818761
【如果您對本書或本出版公司有任何意見，歡迎來電】
行政院新聞局版台業字第397號
法律顧問：陳思成律師

總編輯：莊培園
副總編輯：蔡鳳儀
執行編輯：陳顗如
行銷企劃：張家綺
校對：金文蕙／張智淵／黃薇霓
初版：2016年1月1日
定價：270元
印刷：上好印刷股份有限公司 (04)23150280

國際書碼：ISBN 978-986-179-430-3 / CIP：411.1 / 104022715
Printed in Taiwan

ZUKAI "KINOU NO TSUKARE" GA NUKENAKUNATTARA YOMU HON
By NISHIDA Masaki

Originally published in Japan by DAIWA SHOBO PUBLISHING CO., Tokyo.
Chinese (in complex character only) translation rights arranged with
DAIWAN SHOBO PUBLISHING CO., Japan
through THE SAKAI AGENCY and BARDON-CHINESE MEDIA AGENCY.

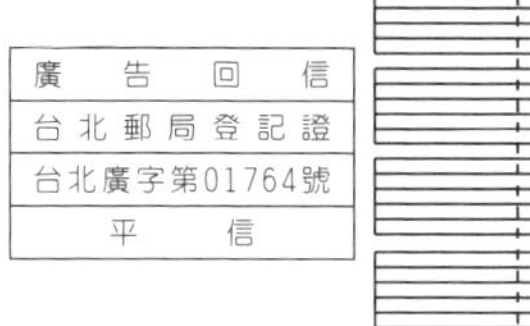

From：地址：

姓名：

※請沿虛線剪下，對摺裝訂寄回，謝謝！

To： **大田出版有限公司 （編輯部）收**

地址：台北市10445中山區中山北路二段26巷2號2樓
電話：（02）25621383 傳真：（02）25818761
E-mail：titan3@ms22.hinet.net

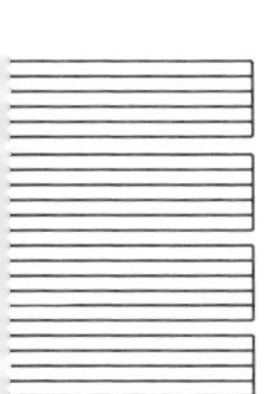

大田精美小禮物等著你！

只要在回函卡背面留下正確的姓名、E-mail和聯絡地址，
並寄回大田出版社，
你有機會得到大田精美的小禮物！
得獎名單每雙月10日，
將公布於大田出版「編輯病」部落格，
請密切注意！

大田編輯病部落格：http：//titan3.pixnet.net/blog/

智 慧 與 美 麗 的 許 諾 之 地

＊請沿虛線剪下，對摺裝訂寄回，謝謝！

讀 者 回 函

你可能是各種年齡、各種職業、各種學校、各種收入的代表，
這些社會身分雖然不重要，但是，我們希望在下一本書中也能找到你。

名字／ ______________ 性別 ／□女 □男　出生／ ______年______月______日

教育程度／

職業：□ 學生□ 教師□ 內勤職員□ 家庭主婦 □ SOHO族□ 企業主管
□ 服務業□ 製造業□ 醫藥護理□ 軍警□ 資訊業□ 銷售業務
□ 其他 ______________

E-mail/______________ 電話／______________

聯絡地址：

你如何發現這本書的？　書名：圖解完全消除疲勞法

□書店閒逛時________書店 □不小心在網路書店看到（哪一家網路書店？）________
□朋友的男朋友(女朋友)灑狗血推薦 □大田電子報或編輯病部落格 □大田FB粉絲專頁
□部落格版主推薦 ______________
□其他各種可能 ，是編輯沒想到的 ______________

你或許常常愛上新的咖啡廣告、新的偶像明星、新的衣服、新的香水……
但是，你怎麼愛上一本新書的？

□我覺得還滿便宜的啦！ □我被內容感動 □我對本書作者的作品有蒐集癖
□我最喜歡有贈品的書 □老實講「貴出版社」的整體包裝還滿合我意的 □以上皆非
□可能還有其他說法，請告訴我們你的說法

____

你一定有不同凡響的閱讀嗜好，請告訴我們：

□哲學 □心理學 □宗教 □自然生態 □流行趨勢 □醫療保健 □ 財經企管□ 史地□ 傳記
□ 文學□ 散文□ 原住民 □ 小說□ 親子叢書□ 休閒旅遊□ 其他 ______________

你對於紙本書以及電子書一起出版時，你會先選擇購買
□ 紙本書□ 電子書□ 其他______________

如果本書出版電子版，你會購買嗎？
□ 會□ 不會□ 其他______________

你認為電子書有哪些品項讓你想要購買？
□ 純文學小說□ 輕小說□ 圖文書□ 旅遊資訊□ 心理勵志□ 語言學習□ 美容保養
□ 服裝搭配□ 攝影□ 寵物□ 其他 ______________

請說出對本書的其他意見：

大田出版有限公司編輯部 感謝您！